JN296720

ヒト卵黄嚢
―卵黄嚢腫瘍とその周辺―

岡本　司 著

杏林書院

発刊によせて

　岡本君が数年がかりで，その専門である病理の本を書いていることは聞いていましたが，病理にとっても本当にめずらしい腫瘍であるヒト卵黄嚢腫瘍に関する研究に蘊蓄を傾けた論文の集大成であることを知って驚いた次第です．

　岡本君と私は昭和32年から岡山大学医学部の同級生として，さらにバレー部員として一緒に過ごしてきました．

　彼と私が卵黄嚢に関することを最初に学んだのは，昭和34年に関正次教授の「胎生形態学」の時間でした．その後，岡本君は病理医として，私は産婦人科医として過ごしてきましたが，私自身はヒト卵黄嚢に関してはその生理的な働きなどについては，あまり重要視することなく，卵巣腫瘍の中に卵黄嚢腫瘍（内胚葉洞腫瘍）があるといったことしか知りませんでした．しかし，岡本君は病理標本の中にあったこの腫瘍のとりこになってしまったようです．それからかれこれ40年間，ヒト卵黄嚢腫瘍の本体の解明に明け暮れた毎日であったようです．ある時は京都大学の解剖学教室に出かけたり，魚類や鳥類，ラットなどの動物における卵黄嚢の研究に理学部や農学部へ出かけたりした事を時々お会いした時に話をしてくれていました．そして再び倉敷成人病センターで一緒に仕事をするようになったときに私にぶつけてきた疑問点は，「ヒトの腫瘍の診断は組織学的にヒトの正常組織（細胞）に類似性を求めて名付けられている．しかるにヒトの卵黄嚢腫瘍はヒトの正常卵黄嚢に腫瘍に似た組織像があるか否か.」ということでありました．私自身もそこで初めて本を読んで，ヒトのこの腫瘍はラットの胎盤卵黄嚢に類似性を求めて命名されたものであるということを知りました．医学部で学んだ当時の病理の教科書には卵黄嚢腫瘍（Yolk Sac Tumor）という腫瘍はありませんでしたが，最近の病理の本にはこの腫瘍は従来の胎児性癌の中に，齧歯類胎盤の卵黄嚢または内胚葉洞に類似を求められる

腫瘍のあることがTeilumによって指摘され，AFPを産生することが知られるようになったと記載されています．これだけみても学問は進んでいることを実感していますが，まだわかっていないことも多いようです．

この本を一読した感想は，著者が40年に亘って一つ一つ集めた卵黄嚢ならびにヒト卵黄嚢腫瘍について資料をよく整理した上で，緻密な観察を続けることにより，彼独自の本腫瘍に対する考え方が確立されて，彼なりの一応の結論に達したものと思われます．すなわち卵黄嚢腫瘍の診断名は妥当性があるかどうか，という点に関しては，著者は新腫瘍の名前（内胚葉細胞腫瘍）なるものを提唱しておられます．

そしてこの結論に達する為の豊富な資料や症例を全国的に収集されており，これらもわかりよく，よく整理されていると思います．

ヒトの卵黄嚢腫瘍に関する著書としては日本では勿論，外国文献も含めて他に類をみないものに出来上がっていると確信しています．

著者の40年の執念が凝縮されたこの著書が多くの研究者の目に止まり，益々この方面の研究の進歩に1つの拍車がかかることを切に期待しています．

平成12年5月　　　　　　　　　　　　　　倉敷成人病センター
　　　　　　　　　　　　　　　　　　　　　病院長　吉岡　保

推薦のことば

　この度畏友、岡本　司先生が永年の研究成果を纏めて発刊されることになり，大慶に存じます．先生は昭和38年（1963）に岡山大学医学部を卒業されて以来，一貫して病理畑を歩まれ，36有余年を特にヒト卵黄嚢，卵黄嚢腫瘍およびその産生するAFPの基礎的・臨床的研究に打ち込んでこられました．多忙な臨床病理をこなしながら，このLife workに精進されたその情熱とご努力には，感嘆とともに羨望を禁じえません．

　この卵黄嚢腫瘍は卵巣に好発するため，婦人科腫瘍医である私は，この腫瘍の化学療法中の生検，摘出物についての詳細な病理検索，抗癌剤に対する血管と腫瘍細胞との関係など，日々ご教示戴きました．この腫瘍は幼，若年者に好発し，かつては極めて予後不良でしたが，cisplatinの登場以来，これを含む多剤併用化療により極めて高い奏効率が得られるようになり，妊孕性の温存すら可能になった注目すべき腫瘍です．

　先生は，本腫瘍の病理組織診断の医学的妥当性の検討から始められ，系統発生学的検索へと進まれるとともに，腫瘍の産生するAFPの組織学的型判別の研究へと展開されました．その結果，齧歯類卵黄嚢にのみ本腫瘍の診断根拠が認められ，ヒトの卵黄嚢には認められないことを確認されました．そのことから，新しい胚細胞腫瘍名を提唱されるとともに，その臨床病理を詳細に記述されました．

　本書では，ヒト卵黄嚢に関する最新の知見，卵黄嚢腫瘍の医学上の問題点，周辺類縁腫瘍との鑑別点などが要領よく纏められ，また産生されるAFPについての研究成果も簡潔に述べられております．また多種族の卵黄嚢についての系統発生学的比較も興味深いものがあります．

　ヒト卵黄嚢に関する著述は国際的にみても極めて少なく，わが国ではほとんど見当たらないことから，医学部のみならず理学・農学

部でも，胎生学とりわけ卵黄嚢研究に携われる方々や，これらの学部の学生諸氏にとって有益な労作と確信し，座右の一書となることを心より願っております．

平成12年6月吉日

国立福山病院・名誉院長

平林　光司

まえがき

　大学で病理学教室に在籍していた昭和40年（1965年）6月，顕微鏡をのぞいていてこれまでに経験したことのない16歳女性の左卵巣腫瘍（癌）を眼下に観察した．奇妙に吻合する不規則類洞状または迷路状構造を示す未分化な内皮様細胞の増生の中に，血管とわずかな間質をもつ乳頭状突出を散見するというもので，淡明ないし好酸性顆粒状胞体を有する網状変性を示す細胞の充実性増殖もみられた．著者のそれまでに得た病理学的知識からすると，この腫瘍はシラーが名付けた卵巣の中腎腫であったが，臨床の病理検査申込用紙の血液検査データの項に赤線が引いてあり，α-胎児性蛋白（AFP）が 25,800 ng/mL（正常 10 ng/mL 以下）と異常高値を示していた．シラーが中腎腫と呼んだのは 1939 年で，この診断名は約 20 年間用いられた．シラーはこの腫瘍がヒト腎糸球体に相似しているとしてこう名付けたが，1959 年にタイラムがこれの類似性をラットの胎盤の卵黄嚢に求めて，内胚葉洞腫瘍として発表した腫瘍に相当する．その後 1970 年にハンチントンが，さらに名称を一般化して卵黄嚢腫瘍と命名した．この腫瘍は，機能的にもヒト胎児卵黄嚢と同様，AFPという特異な癌胎児性蛋白を産生し，血液中に放出することが次第に明らかとなり，現在ではこの卵黄嚢腫瘍という名称が医学的に広く用いられている．また，10 をこす種々の組織学的亜型が存在することも判明してきている．著者は，タイラムが内胚葉洞腫瘍と病理組織形態学的に命名したその診断根拠を，ヒト卵黄嚢でなくラットの胎盤卵黄嚢に求めていることに疑問を持ち，ヒト卵黄嚢の組織形態学を検討し，さらに他種族の卵黄嚢についても組織形態学的検討を系統発生の面より加えてきた．ヒトの腫瘍の形態学的な診断名（医学的診断名）は，ヒトの分化した組織（細胞）に診断根拠（類似性）を求めて命名されており，他種族の組織（細胞）にこれを求めて診断されている腫瘍は存在しない．さらに，卵黄嚢腫瘍に類似の腫瘍，

AFP産生腫瘍及び産生されるAFPの組織化学的型判別（卵黄嚢型または肝型）を追求して約36年が経過した．わが国でこのような研究を行なっている研究者は多くなく，特にヒト卵黄嚢に関する著書は皆無といってよい．知人の薦めもあり研究成果をこの辺で表題の如く区切りをつけて纏めてみることとした．この研究は医学（解剖学，生理学，生化学，病理学，臨床医学），発生学，胎生学，生物学，奇形学及び農学に跨がる学際的な研究分野の1つと思われこれらの領域でこの研究に携わる方々の御批判を頂きたいと思う．今後に繋がる卵黄嚢研究の端緒となりうれば著者の喜びこれに過ぐるものはない．

倉敷成人病センター医科学研究所病理部学術顧問, 前岡山大学講師,
医学博士
岡本　司
平成12年　辰年　初春　自宅にて

目 次

発刊によせて　吉岡　保
推薦のことば　平林光司
まえがき

第1部　ヒト卵黄嚢　　　　　　　　　　　　　　　1

　　a．ヒト卵黄嚢の胎生発生学　　　　　1
　　b．ヒト卵黄嚢の形態と機能
　　　　―構成細胞とAFPの産生―　　　1
　　c．ヒト卵黄嚢の存在意義　　　　　　7

第2部　ヒト以外の動物などの卵黄嚢　　　　　　　9

　　a．齧歯類の卵黄嚢　　　　　　　　　9
　　b．霊長類の卵黄嚢　　　　　　　　　12
　　c．家畜の卵黄嚢　　　　　　　　　　12
　　d．家禽の卵黄嚢　　　　　　　　　　14
　　e．魚の卵黄嚢　　　　　　　　　　　14

第3部　ヒト卵黄嚢腫瘍とAFPの産生　　　　　　16

　　a．性器の癌胎児性蛋白（AFP）　　　16
　　　　産生性悪性腫瘍―卵黄嚢腫瘍
　　b．卵黄嚢腫瘍の産生するAFPの　　　23

免疫組織化学的型判別
(卵黄囊型か肝型か)
c．各種 AFP 産生腫瘍における　　27
　 AFP の組織化学的型判別
d．卵黄囊腫瘍の治療　　　　　　31

**第 4 部　胚細胞腫瘍としての　　　32
　　　　　卵黄囊腫瘍**

**第 5 部　卵黄囊腫瘍と　　　　　　36
　　　　　鑑別すべき腫瘍
　　　　　（周辺腫瘍）**

a．胎児性癌　　　　36
b．多胎芽腫　　　　37
c．奇形腫　　　　　38
d．淡明細胞癌　　　38
e．類肝癌　　　　　38
f．内胚葉細胞腫瘍　39

文　献　41
注　45
索引　48
おわりに　51

第1部　ヒト卵黄嚢

a．ヒト卵黄嚢の胎生発生学

　ヒトの卵黄嚢には一次卵黄嚢と二次卵黄嚢があり，その発生移行時期は受精13〜14日とされる(図1)．通常卵黄嚢といえばこの二次卵黄嚢を意味する．この卵黄嚢は一次卵黄嚢にくらべてやや小さく6週末には最大5mmとなり(写真1)，8週より12週にかけて次第に退化しながら存続する．まれに塊状の卵黄嚢が妊娠末期まで存在することもある．それは胎盤の胎児側表面の羊膜下に存在し，部位は臍帯付着部近くである．退縮した卵黄嚢は，内胚葉細胞の萎縮，消失と間質の線維化及び石灰化を示し細い茎により中腸へ連結し(写真1)，先天異常として卵黄嚢腫やメッケル憩室が発生する．著者はヒト卵黄嚢(3〜13週)を用いて病理組織学的，免疫組織化学的及び電子顕微鏡的検索を行なった．なお，検索材料は妊娠人工中絶によりえられた胎盤・卵黄嚢，妊娠と分らず偶然に他の疾患で手術された子宮内胎盤・卵黄嚢または子宮外妊娠の手術（卵管妊娠が多い）によりえられた胎盤・卵黄嚢を使用した．胎盤・卵黄嚢の多くは変性や発育不全を示したので発育が正常で保存状態の良好な胎盤・卵黄嚢のみを用いた．妊娠3週以前の卵黄嚢については，受精14日の組織標本を京都大学解剖学教室塩田浩平教授の御好意で，京都大学医学部附属先天異常標本解析センターの収集標本の中から検鏡させて頂くことができた．したがって卵黄嚢の発生初期から退縮までの全ての存在期間の組織標本を検鏡することができたといえる．

b．ヒト卵黄嚢の形態と機能―構成細胞とAFPの産生―

　まずヒト卵黄嚢のH・E染色（写真2）と特殊染色（写真3）による組織学的所見は，卵黄嚢腔に面して内胚葉細胞が1〜数層ならび，その胞体はやや好酸性顆粒状ないし淡明小空胞状でPAS染色陽性で赤紫色に染まりジアスターゼ消化でほとんど消化されるが，胞体

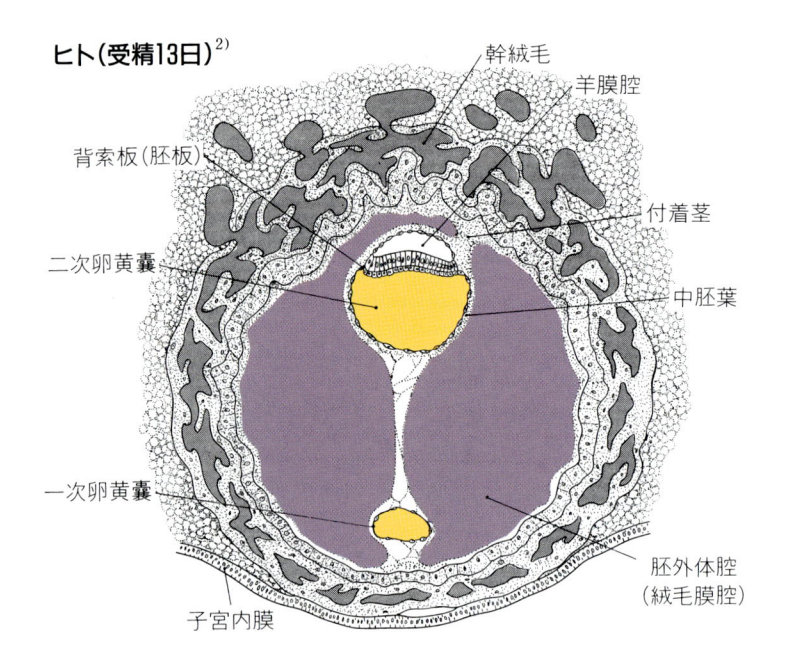

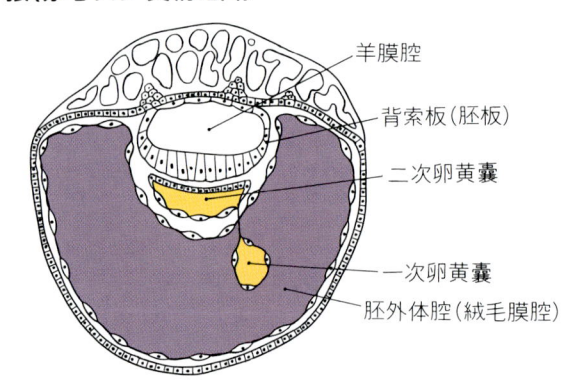

図1　各種族の卵黄囊のシェーマ（ヒト，猿，家蓄，魚）
（カッコは文献番号）

家畜(豚)(第1体節出現時)[11]

羊膜ヒダ
羊膜腔
胚子
胚外体腔
栄養膜
中胚葉
卵黄嚢
内胚葉

魚(大西洋ツノザメ)[12]

卵巣
胎仔
子宮
卵黄嚢茎
卵黄嚢
(妊娠初期)

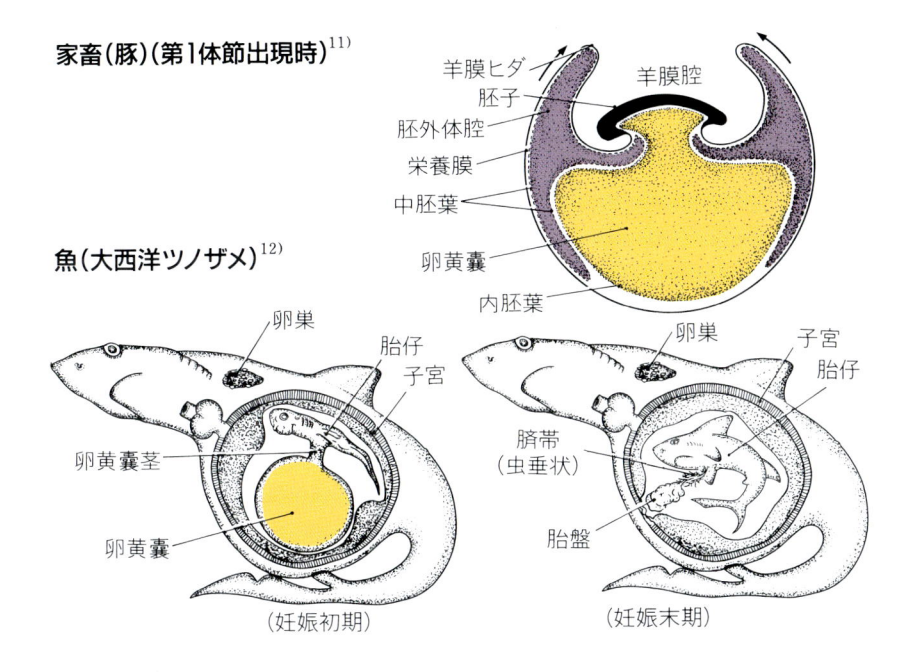

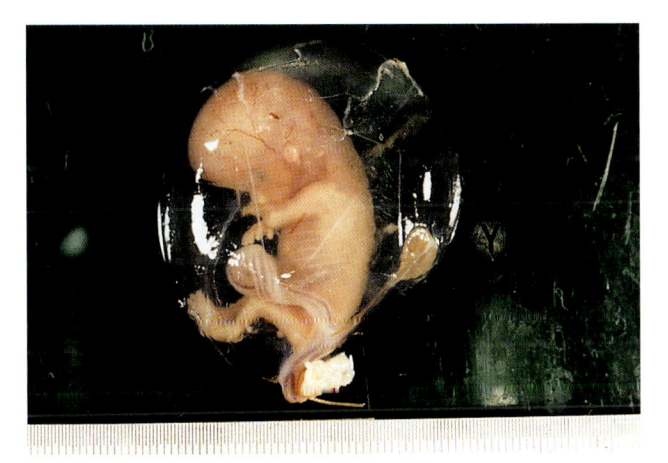

卵巣
子宮
胎仔
臍帯
(虫垂状)
胎盤
(妊娠末期)

写真1 ヒト卵黄嚢(マクロ) ヒト7週の胎児と卵黄嚢,右下方の絨毛膜腔内に梨状の卵黄嚢(Y)がみられ茎で臍帯(中腸)へ連なる.

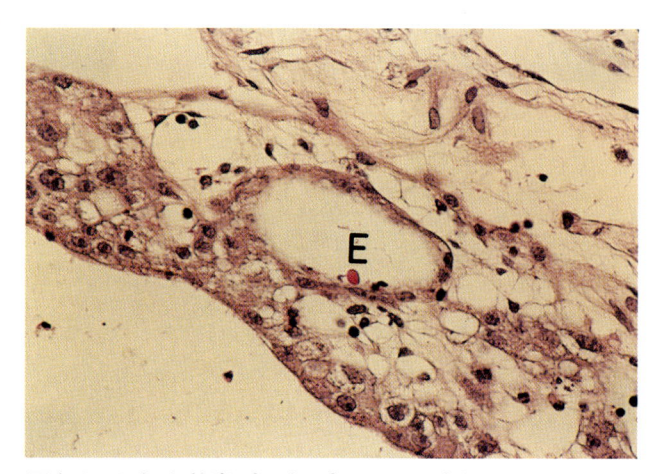

写真2 ヒト卵黄嚢（ミクロ）．H・E染色 内胚葉細胞は，好酸性顆粒状〜淡明空胞状で，ジアスターゼ消化に抵抗性の好酸性硝子球（E）が胞体外（腺腔内）にみられる．下方が卵黄嚢腔．

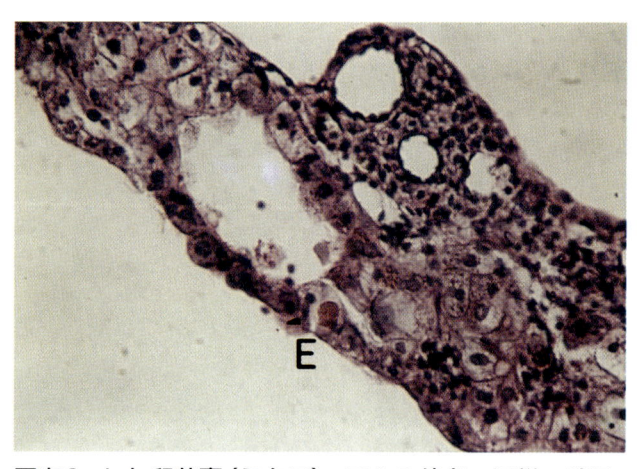

写真3 ヒト卵黄嚢（ミクロ）．PAS染色 同様の硝子球（E）が腺腔形成細胞々体内にみられる．これはジアスターゼ抵抗性である．胞体もPAS陽性．間質には造血（赤芽球）が認められる．

内外の好酸性硝子球の中にはジアスターゼ消化に抵抗性を示すものもある (**写真 3**). 内胚葉細胞には時期により淡明な胞体をもち, 小囊胞状ないし網状の変性を軽度に示すものもあり, ここにもグリコーゲンが含まれている. この細胞は中皮側に染柱状となってのびる個所や, 腔に接する部で (特に成熟した卵黄囊で) 多数の腺腔様構造 (**写真 3**) を認める. 腺腔内液は H・E 染色では好酸性で PAS 染色弱陽性を示す. 卵黄囊には時期により血管結合織を芯に腔内への乳頭状突出部や浮腫状間質を構成する間葉系細胞と血管が認められ最外側に中皮がある. 中皮はやや平たく反対側の内胚葉細胞に平行に横に連なって一層に並び, 内胚葉細胞の染柱と密接に接する部もみられる. 受精 3 週から卵黄囊で造血が始まり, 血管周囲間質と血管内に有核の赤芽球が出現し ("血島" と呼ばれる), 肝臓で造血が始まる 6 週まで続く. 次に, 免疫組織化学的には蛍光抗体法と酵素抗体法 (ABC 法) により AFP の局在 (産生) を直接証明しようと試みた. その結果, 内胚葉細胞に AFP の産生が認められる(**写真 4**)他, 好酸性硝子球にも陽性局在がみられるものがあった. 囊内腔面に近い細胞程 AFP の産生がより強く認められた (**写真 4**). さらに, 卵黄囊内の漿液にも AFP が濃く認められた(**写真 4**). また, 内胚葉細胞層内の腺腔内分泌物にも AFP が陽性であった.

　胎児血中の AFP は妊娠 5 週から出現することは以前より分っていたが, 最近になり妊娠初期 (2～6 週) は卵黄囊で, 次いで (6～15 週) 卵黄囊と肝臓で, 以後 (15～40 週) は肝臓で AFP が作られることが判明し, 肝臓は 39 日以後に AFP を産生し, 卵黄囊は退縮する 106 日以後は AFP を産生しなくなるという. 胎児血中の AFP は妊娠 5 週に産生され出現しはじめ, 胎生 12～13 週で最高値に達し(4×10^6 ng/mL), 以後は次第に低下し生下時には 4×10^3 ng/mL 程度となる. 生後 15 日には 2 重拡散法で検出不能となり, 生後半年～1 年で健康成人の血中値 (10 ng/mL 以下) となり AFP はわずかであるが産生され血中に存在する. 妊娠の極初期の卵黄囊形成時での胎児血中 AFP のデータが文献上みられないが受精 14 日の卵黄囊で

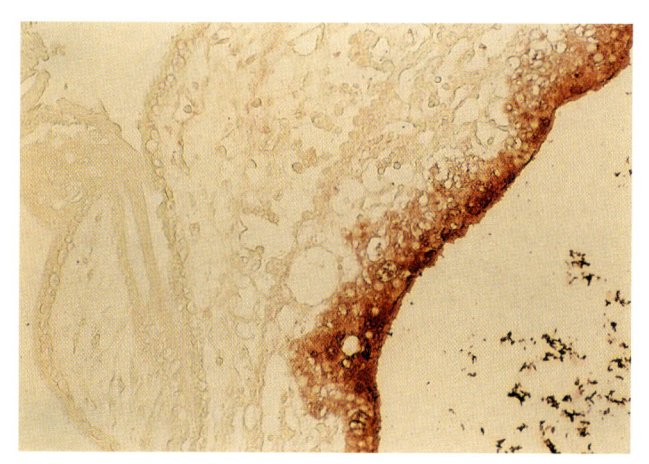

写真4 ヒト卵黄嚢(ミクロ). ABC法 内胚葉細胞に AFP の産生をみ, 腔に近い細胞により強い染色性を認める.

1〜2 層の好酸性顆粒状の内胚葉細胞[*12]の形成が認められるので, この細胞で AFP の産生が行なわれ胎児血中へ出ているものと推定される.

ヒトの 3〜13 週の卵黄嚢について AFP 以外の血漿蛋白について ABC 法によりその産生の有無を検索したが, アルブミン, α_1-アンチトリプシン, フェリチン, トランスフェリン及びヘモグロビンの産生が判明した. これらの蛋白はヒト胎児卵黄嚢で産生されると考えられている血漿蛋白である.

次にヒト卵黄嚢(妊娠 5〜10 週)の電子顕微鏡を用いての検索は内胚葉細胞に着目して観察した. その結果, 腺腔形成部の微絨毛, グリコーゲン顆粒, 空胞, 接着装置, ライフェルト基底膜に酷似する基底膜様物質及び電子密度の高い胞体内球状物質が認められた. ホーエスはこのヒト卵黄嚢内胚葉細胞が電顕的に 4〜5 種類に分類できることを報告している. 後述のようにこのうちの 4 型の内胚葉細胞に類似の腫瘍細胞がヒトの卵黄嚢腫瘍内にあって AFP を産生していることが分っている.

Table 1. HYS, RYS と EST (YST) との比較

	ESS	SDB	RMCP	EHG	MR
EST (YST)	+	+	+	+	+
HYS	−	−	−	+	+
RYS	+	+	+	+	+

EST (YST)：Endodermal Sinus Tumor (Yolk Sac Tumor)
HYS：Human Yolk Sac
RYS：Rodent Yolk Sac
ESS：Endodermal Sinus Stracture
SDB：Schiller-Duval Body
RMCP：Reticular Microcystic Pattern
EHG：Eosinophilic Hyaline Globule
MR：Magma Reticulare

　以上のように，ヒト卵黄嚢は意外と単純な組織像でヒトの卵黄嚢腫瘍にみられる複雑な類洞ないし迷路状構造，シラー・デュバル体などの腫瘍の診断根拠として最重要な所見は認められなかった．ただ，わずかに好酸性顆粒状ないし空胞状の内胚葉細胞とその AFP 産生，胞体内外の好酸性硝子球(少数 AFP 陽性を示す)及び間質の浮腫(Magma reticulare 類似といわれる)が腫瘍との共通所見としてみられたのみであった(**Table 1**)．したがって，ヒト卵黄嚢腫瘍の組織形態学的診断根拠をヒト卵黄嚢に求めることは困難であり，この卵黄嚢腫瘍という診断名が病理学的（医学的）には容易に承認しがたい概念的な名称であるといえる．

　近年，胚細胞腫瘍などで免疫組織化学的染色法で AFP が陽性にでるとすぐ卵黄嚢腫瘍と診断する傾向にあるが，組織学的に重要な特長的所見があるかどうかを確認して診断することが大切である．

c．ヒト卵黄嚢の存在意義

　卵黄嚢は爬虫類や鳥類にみるように元来胎児に供給する栄養，す

なわち卵黄を貯蔵する場所であり，哺乳類では受精11～14日に生じる内胚葉性胞（後の卵黄嚢と腸管）がそれに当たる．哺乳類の卵黄類は他種族のそれに比べ一般に小さく卵黄を入れず漿液を入れ，その存在意義は定かでない．ヒトの卵黄嚢は受精13～14日に発生し6週に最大となり12週まで退化しながら存在する．しかしいくつかの点で胎生初期に意義のある働きをしていると考えられている．すなわち，1．血球の発生　2．原始生殖細胞の発生　3．背側部内胚葉性管→原始腸を経て各種臓器が発生　4．AFPの産生　5．発生初期の胎児の栄養及び電解質の運搬　といった点である．このうちの内胚葉細胞の産生するAFPについては生理学的機能はよく分かっていないが，仮説としてホルモンやビリルビン色素への結合能（キャリア蛋白）や免疫抑制作用並びにアルブミンと同様の膠質浸透圧の維持が推定されている．妊娠という一種のアログラフトともいえる状態下で，AFPが免疫抑制的に作用しているという仮説は魅力的である．いずれにしてもヒト卵黄嚢の生理学的機能については十分分っていない．今後の研究課題である．

第2部　ヒト以外の動物などの卵黄嚢

a．齧歯類の卵黄嚢

　齧歯類の卵黄嚢はヒトと異なり妊娠中期から末期にかけて発達成熟する．20日前後の妊娠期間で仔が誕生する．検索に使用したのはラット（呑竜系，CD系）とマウス（BALB/c系）の妊娠16〜17日目の卵黄嚢である．ヒト卵黄嚢と異なり胎盤胎児側の臍帯付着部に輪状，血状に陥凹するように認められる（**写真5**）．その組織像は，多角形の内胚葉由来の細胞より成る洞状構造が血管網（尿膜）内に介在しており，周囲に豊かな好酸性〜空胞状胞体を有する大型細胞が集簇して認められる．この胞体内にPAS染色陽性の好酸性硝子球がみられジアスターゼで消化されない（**写真7**）．この洞状構造内に尿膜の血管を中心としたいわゆる糸球体様構造（デュバル体）（**写真6**）も多数認められる．蛍光抗体法と酵素抗体法（ABC法）によるAFPの証明では好酸性の大型細胞と少数の内胚葉洞を構成する細胞で産生が認められたが，また，PAS陽性でジアスターゼ抵抗性の好酸性硝子球にもAFPの陽性局在を示すものがあった．間質には浮腫がみられる部があった．なお，ライフェルト基底膜はPAS陽性であった（**写真8**）．また，妊娠期間の短い（約20日）齧歯類でも妊娠期間中卵黄嚢でAFPの産生が行なわれていることが判明している．他の血漿蛋白（アルブミン，α_1-アンチトリプシン，トランスフェリン）についても同じ方法（ABC法）で調べたが，結果は陽性局在を示した．

　以上，齧歯類の卵黄嚢は形態学的にも機能的にもヒト卵黄嚢腫瘍の組織学的診断根拠を全て備えているといえる（Table 1）．

　このように，ヒトと齧歯類という種族をこえてヒト腫瘍の診断根拠を齧歯類の分化した組織（細胞）に求めることはやむをえぬこととはいえ，かつてないことと思われる．ヒト卵黄嚢にヒト卵黄嚢腫瘍との組織学的類似性が認められないので，従来の胎児性癌（胎外

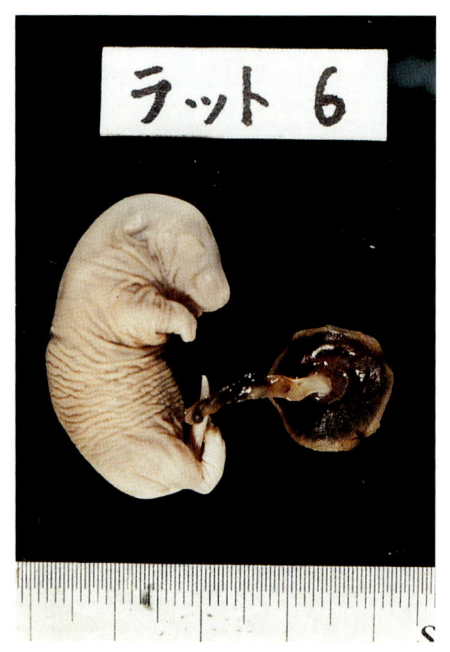

写真5　ラット卵黄囊(マクロ)　呑竜系ラットの妊娠17日の胎児と胎盤　右の胎盤の胎児面で臍帯付着部に輪状，皿状に陥凹して卵黄囊（Y）がみられる．

性癌といった方がよい）という診断名に止めるべきという意見や，ラット胎盤との類似性に注目し胎児性癌—ラットの内胚葉洞型とすべきとの意見が根強いのは当然と思われる．ヒトの腫瘍の組織学的(医学的) 診断根拠は，同じヒトの分化した組織（細胞）に求めるべきで, 著者の研究から明らかなように両者に組織像で類似性はなく，細胞単位での類似性は認められるので卵黄囊内胚葉細胞腫瘍という診断名を広義に適用した方がよいのかもしれない．10をこえる多数の亜型をこの内胚葉細胞腫瘍という腫瘍名に包括すれば，ヒト腫瘍名→ヒトの分化した組織（細胞）を鉄則とする命名の枠を外れることなくスムーズに理解されるのではないだろうか．いずれにしても

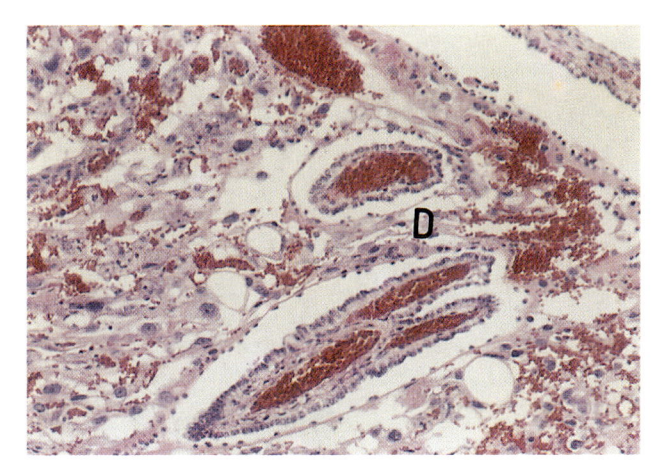

写真6 ラット卵黄嚢（ミクロ）．H・E染色　尿膜血管を中心としたデュバル体（D）が多数あり豊かな好酸性〜空泡状胞体の大型細胞が間を埋める．写真11と比較のこと．

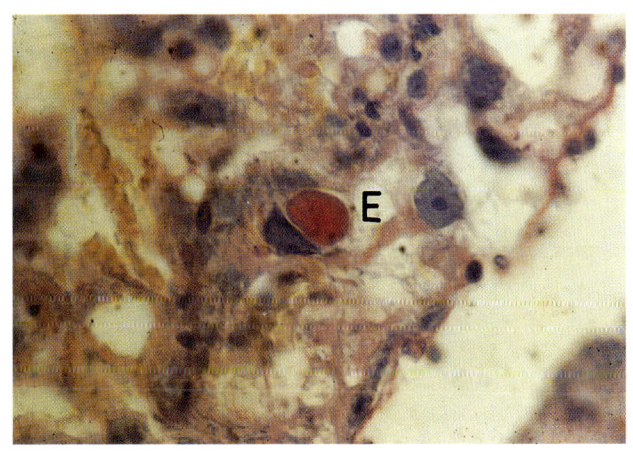

写真7 ラット卵黄嚢（ミクロ）．PAS染色　写真6の好酸性胞体内に硝子球（E）が認められる．これはジアスターゼ消化に抵抗性を示す．

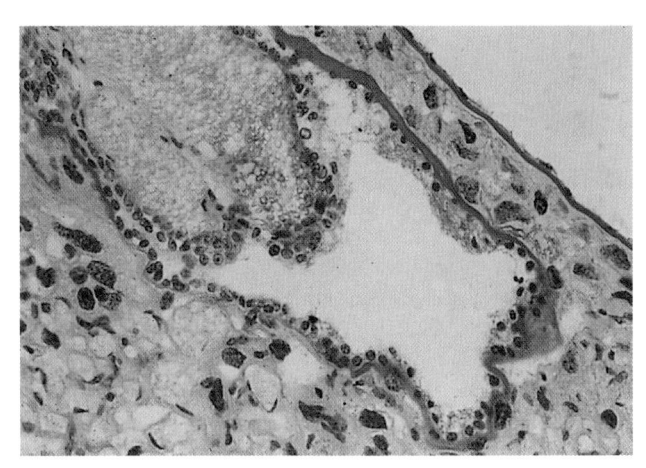

写真8 ラット卵黄嚢(ミクロ). PAS染色 ライフェルト基底膜が陽性(赤紫色)に染まる.

卵黄嚢腫瘍という概念的な名称でなく,組織学的に的確な診断名に関しては今後なお議論が続くことであろう.

b. 霊長類の卵黄嚢

赤毛ザルの卵黄嚢についてみるとヒトのそれとよく似て一次卵黄嚢から二次卵黄嚢へ分かれるのは受精12～13日であるが(図1),妊娠末期(39週)まで長く存在するのはヒトと異なる.妊娠12日目の卵黄嚢についてみると,大きい一次卵黄嚢から小さい二次卵黄嚢への分胞がみられ,その壁の腔に面した部には一層の内胚葉細胞がみられる.この細胞でAFPと血漿蛋白が産生される.少し後に(受精16～17日)造血のための"血島"が出現するのもヒト卵黄嚢と同様である.

c. 家畜の卵黄嚢[*13]

豚では,胚齢15～20体節で羊膜ヒダが会合し頭部と尾部でヒダが

弯入し胚子も弯曲し腹部に当たる原腸は余分に溢れて，その一部が胚子内部にとりこまれ，ここに消化管の原基が出現する．頭部が前腸，尾部が後腸，中部で原腸に連なる部分が中腸となる．残りの原腸が後に卵黄嚢となる（図1）．卵黄嚢は原腸から胚子の体内にとりこまれ腸管を除いた部分である．中腸と嚢を結ぶ狭い連絡個所が卵黄嚢茎となり，内部の卵黄（嚢）管で連絡する．卵黄嚢の壁は内層が内胚葉，外層が中胚葉から成り妊娠が進むと後者に"血島"が出現する．そして血管が発達してくる．胚子が4～6 mmとなると尿膜が次第に拡がり，卵黄嚢は次第に退化するようになり30 mm位となれば全く退化し臍部で痕跡的となる．豚のような哺乳類では内部に漿液を入れるのみで無機能のように思われるが胚子の卵黄嚢は他に比較し大きく，胚盤胞の伸展につれて一時期大きくのびる．この時期の卵黄嚢は壁が血管に富み胎盤胞外層の外胚葉直下に接しているので，胚盤胞が子宮壁に密着している際にはこの薄い外胚葉を仲介して子宮内膜より栄養を吸収し卵黄嚢循環を通じて胚子の体内に運搬する．しかし，やがて尿膜が発育すると，卵黄嚢に代って役目を果たすようになり卵黄嚢が退化し卵黄嚢茎内に収納される．このように家畜の卵黄嚢は卵黄こそ含まないが，一時的にせよ卵黄嚢循環を通じ胚子体内へ栄養分を送り込み機能的には家禽の場合と全く同じである．この時期に機能力のある卵黄嚢を卵黄嚢胎盤と呼ぶ．これは馬の胚子で定型的で比較的長くまた，有袋類（例えばカンガルー）では長期間にわたり存在する．卵黄嚢壁には内腔面に内胚葉細胞，その外に中胚葉，またその外に薄い外胚葉があり子宮壁に接する．この内胚葉細胞は，主に一層でグリコーゲンに富みPAS染色陽性でAFPを産生する．妊娠の進行に伴い中胚葉に"血島"が出現する．そして血管も増生分岐し，血管内にも赤芽球が現れる．胚子が4～6 mmとなって卵黄嚢が退化してくると内胚葉細胞の萎縮，消失と中胚葉の線維化及び石灰化が認められるようになる．

d．家禽の卵黄嚢[*13]

　家禽は卵生であるので胎盤は造られない．家禽の卵黄嚢も家畜の場合と原則的には同じで卵黄嚢茎により中腸と結ばれる．鶏の卵子は極めて大きく，一層の単純な細胞配列より成る内胚葉は全体を包囲しきれず，植物極では卵黄膜が裸出している．孵卵4日目に内胚葉より成る外域が植物極をはじめて取り囲む．この部を卵黄（嚢）臍という．ここに内，中胚葉が到着し臍がとじ完全な卵黄嚢が完成する（孵化16～19日）．これは孵卵後期になっても大きいが，19日頃より急に小さくなり胚子の臍部より嚢全体が腹腔内に取りこまれ，孵化前日には腹壁が完全に閉ざされる[*1]．しかしこの時期でも卵黄嚢はなお大きく栄養分を十分有し，重さも胚子の約1/6を占める．孵化半日後でも5.34gあるが以後急に小さくなる（孵化6日後に0.05g）．卵黄嚢壁は内方の内胚葉，外方の中胚葉より成るが，家畜と違い壁に多数の襞の形成がみられ，血管を伴い卵黄内に複雑に突出し表面積を大きくし卵黄吸収を内胚葉上皮でしやすくしている．このように鶏では孵卵の21日間を通じ，卵黄嚢内の卵黄は，胚子の発育に栄養源として役立っている．

e．魚の卵黄嚢

　サメには胎盤をもつものともたないものとがある．大西洋のツノザメは，卵胎生で母体の子宮内で卵黄嚢胎盤を有して胎仔になり，発育後母体外に生まれ出る(妊娠期間は平均200日，32cm，128g)．仔は腹部に外方へ突出する卵黄嚢を有し，生後の栄養(卵黄[*2])を供給する（図1）．アユでは卵巣嚢をもって生まれた仔で中の卵巣は4日間の栄養源となる．

　サメの卵黄嚢を顕微鏡的にみると，壁はactive zoneとinactive zoneに分かれ，前者は外方よりectoderm, fibrous connective layer, mesenchyme, endodermに細分される．Endodermにはグリコーゲンが多く，PAS染色陽性でここでAFPが産生される．血管結合織成分は内胚葉をかぶり，腔内へ襞状～乳頭状に突出し，

内胚葉細胞での卵黄の吸収を容易にしている．Inactive zone では各細分層共薄い．

　サメでは卵黄囊，肝臓と消化管で AFP が産生される．ちなみに AFP は，原生動物から哺乳類まで種族をこえて胎生期の血中に存在し，生後速やかに低下する．ヒトの消化器癌で AFP 産生が行なわれることは，ヒト→サメへの系統発生的逆分化（先祖帰り現象）がありうることを示唆するが，ヒト胎児消化管でも微量の AFP の産生が証明されている．

第3部　ヒト卵黄嚢腫瘍とAFP産生

a．性器の癌胎児性蛋白（AFP）産生性悪性腫瘍―卵黄嚢腫瘍―

　この腫瘍はシラーにより中腎腫と名付けられ，後にタイラムにより内胚葉洞腫瘍と呼ばれ，ついでハンチントンが卵黄嚢腫瘍と呼んだ悪性の胚細胞腫瘍の1つである．生殖器のうち卵巣，睾丸が最も好発臓器である．卵巣は睾丸と違った発生年齢を示し思春期以後の成熟女性に多く，幼児や高齢者には少ない．平均年齢は20歳前半にある．左右の比はほぼ同じである．自験45例では平均19歳，左右比は22：23である．多くは臨床的に下腹部腫瘤が腫瘍を発見する動機となる(**写真9**)．予後は後述のように一般に不良である．手術と併用化学療法が最も良い治療法である．

　腫瘍は肉眼的には充実性，線維性被膜を有し柔かくゼラチン様で出血壊死を伴う(**写真10**)．割面の性状は，色は灰白色～紅色～褐色とさまざまで，ゼラチン様物質を入れる囊胞形成をみることが多いが，奇形腫を合併する時は囊胞内にバターないしオカラ様物質を入れる．腹腔内転移がしばしばみられる．睾丸の卵黄嚢腫瘍では，好発年齢が3歳以下（1～2歳にピーク）で平均年齢も10歳前後である．睾丸腫瘍中最も多い．左側にやや多い．小児の単一組織型腫瘍では小さい時に発見され予後良好で(5年生存率94%)，大人の場合には（20～40歳にピーク）複合組織型で胚細胞腫瘍の40%を占めかなり大きくなるまで放置される傾向があり予後は不良である（5年生存率27%）．腫瘍の肉眼像は形として楕円形のものが多く，割面は灰白色～黄白色粘液性で充実性，柔かく大きいもの程出血壊死が強い．他の胚細胞腫瘍の混在があるときは，割面の様相はかなり異なる．腫瘍の組織像は基本的には2つの型があり，1つは内胚葉洞構造ないし迷路状構造と血管周囲性構造（シラー・デュバル体[*3]）(**写真11**)で第2に微小囊胞または空胞状粗網様構造(**写真12**)が縦所見として重要である．縦所見を構成するのは好酸性顆粒状細胞[*11]（写

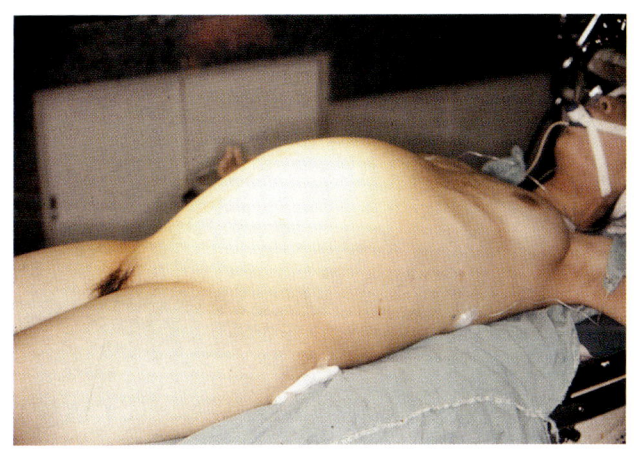

写真9　卵黄嚢腫瘍(マクロ)．19歳女性　右卵巣腫瘍のため腹部の著明な膨隆がみられる．

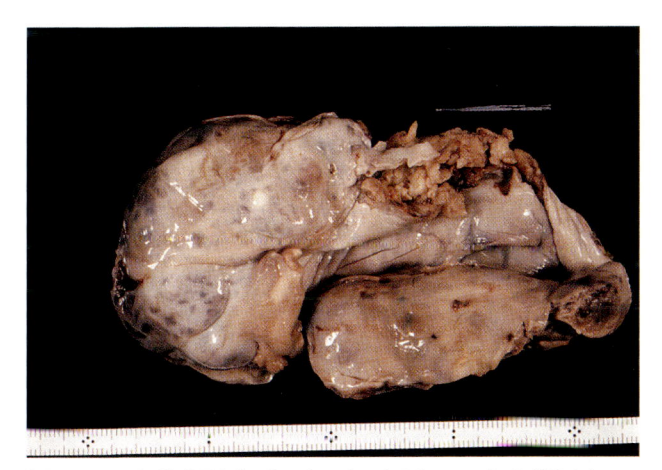

写真10　卵黄嚢腫瘍（マクロ）　写真9の右卵巣腫瘍は充実性〜小嚢胞状で灰白色を呈し脆く出血壊死を伴う．被膜破綻，周囲への浸潤と腹腔内転移が認められた．

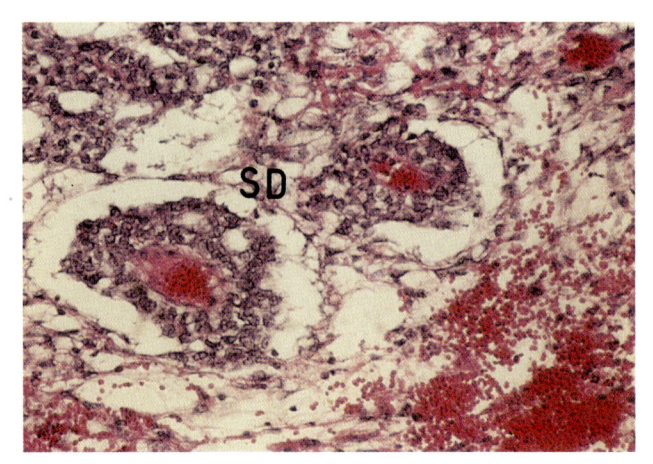

写真 11　卵黄嚢腫瘍（ミクロ）．H・E 染色　定型的なシラー・デュバル体（SD）が2個みられる．

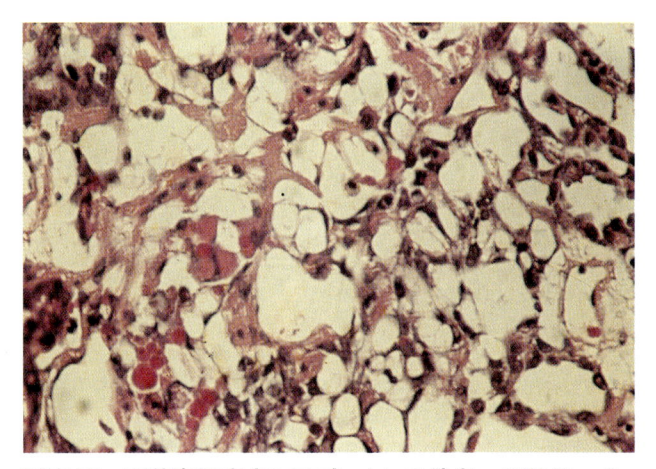

写真 12　卵黄嚢腫瘍（ミクロ）．H・E 染色　網状像，多数の好酸性硝子球が胞体内外にみられる．PAS 染色陽性でジアスターゼ消化に抵抗性のものが多い．

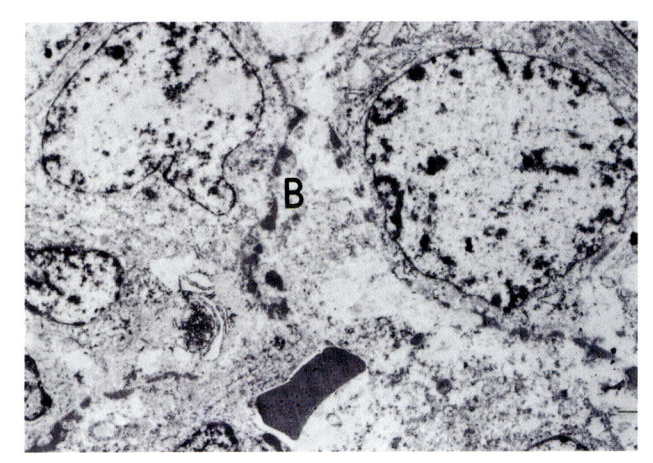

写真13 卵黄嚢腫瘍(ミクロ). 電子顕微鏡像 電子密度の高い基底膜様物質（B）が認められる．

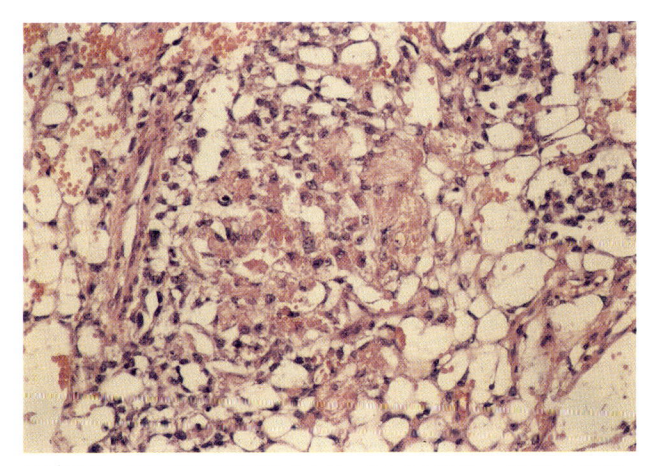

写真14 卵黄嚢腫瘍(ミクロ). H・E染色 腫瘍の間質に好酸性顆粒状の沈着物がみられる．これは PAS 染色陽性である．

真 13) で充実性に増生する部が優位を占め硝子球も多い (**写真 12**).他に，腺管状，乳頭状や粘液腫状のパターンも認められる．間質に好酸性顆粒状沈着物がみられた(**写真 14**)．また，タイラムにより提唱された一次卵黄嚢より二次卵黄嚢への移行像の模倣─多嚢性卵黄嚢型や腸・肝型も亜型として分類されているが，多嚢性卵黄嚢型はAFP が陽性であるのでその存在に異論があるが，亜型としてよいものと考えられる．原始腸[*4]や胎児肝への逆分化を示す亜型は，胎生[*4]期の AFP 産生臓器という共通性をもつ．現在，卵黄嚢腫瘍の組織形態学的亜分類は，10〜14 の多きにのぼるが，それ程にこの腫瘍の診断は複雑で困難であるといえる．複合型として他の胚細胞腫瘍を合併することもよくある．睾丸には，シラー・デュバル体陰性で充実空胞状ないし微小囊胞形成を伴う網状型が主の幼児睾丸型（ハンチントン）が最初別個に分類され予後良好とされたが，再発死亡例もあり，現在は卵黄嚢腫瘍に入れられている．AFP の局在を蛍光抗体法と酵素抗体法（ABC 法）でみると，シラー・デュバル体を認める内胚葉洞型では洞に沿って並ぶ好酸性細胞とシラー・デュバル体の構成細胞にみられ (**写真 15**)，さらに充実性空胞部（網状部）では好酸性ないし空胞状細胞と好酸性の顆粒及び硝子球に認められた（**写真 15, 16, 17**）．また，これらの卵巣及び睾丸の卵黄嚢腫瘍を有する全ての患者の血清中の腫瘍マーカーとしての AFP は高値を示し，一般に 1,000 ng/mL をこえる．自験 45 例での平均値は 5,238 ng/mL で最高値は 139,776 ng/mL を示した．これは術後速やかに低下する．再上昇は再発・転移を示唆する．免疫組織化学的にみられたAFP の染色性の強さと血中 AFP の値との相関関係（すなわち，強く染まる例は血中 AFP 値が高い）は，必ずしも認められなかった．この腫瘍は AFP 以外に種々の血漿蛋白(アルブミン，プレアルブミン，α_1-アンチトリプシン，フェリチン，トランスフェリン，ヘモグロビン)を産生する．これはヒト胎児卵黄嚢と同様で ABC 法により腫瘍内に証明される．他に，陽性となるのは低分子サイトケラチン，癌胎児性抗原，人絨毛性ゴナドトロピン，胎盤性アルカリホスファ

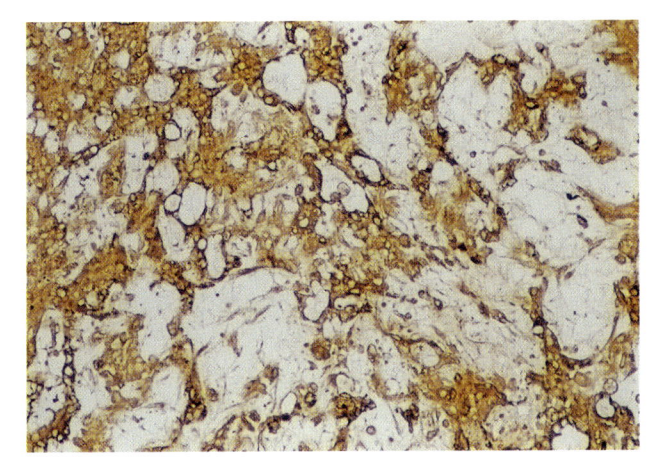

写真 15　卵黄嚢腫瘍（ミクロ）．ABC法　AFPの産生（局在）が胞体内外と硝子球に認められる．

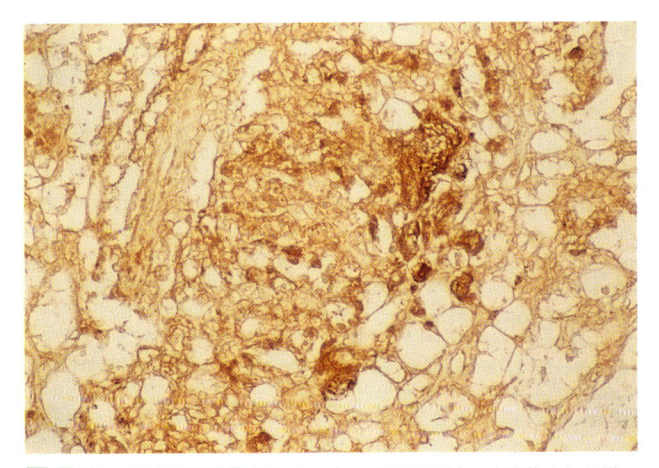

写真 16　卵黄嚢腫瘍（ミクロ）．ABC法　写真 11 の沈着物は AFP 陽性で基底膜様物質に相当する．Con A を吸収せず卵黄嚢型 AFP と判明した．

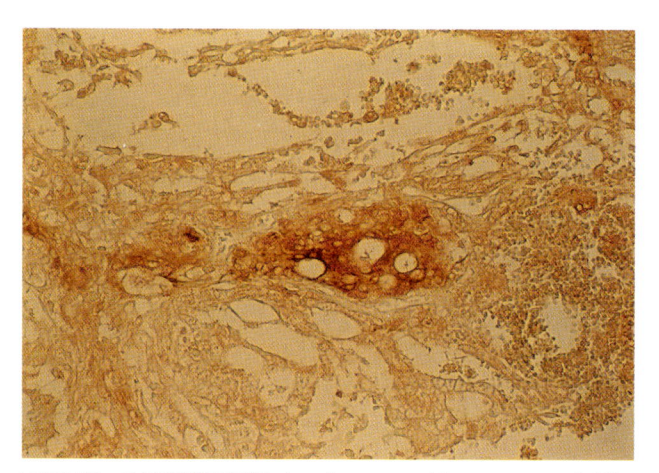

写真 17　卵黄嚢腫瘍(ミクロ)．ABC法　いわゆる肝様と呼ばれる腫瘍内好酸性細胞集団の AFP 産生を示す．

ターゼなどである．この腫瘍は性腺外にも発生する．腟，仙骨部，骨盤内，後腹膜，前縦隔，腹壁，脳内などの多くは正中線上に発生し，胚細胞腫瘍の性腺外発生部にほぼ一致している．近年，胃，肺，肝，前立腺からの性腺外発生例も報告されている．性腺外のものは，発生年齢が性腺原発（特に卵巣）のものに比較してやや若く，男女比に差はない．腫瘍の肉眼像も性腺原発のものとほぼ同様である．組織像は多くが定型的な内胚葉洞腫瘍の像を呈す．血中 AFP 値は上昇するが幅があり，自験 25 例では 1,670 ng/mL から 58,236 ng/mL を示した．性腺外の腫瘍の予後も一般に不良で，シスプラチン使用前の 12 例では，術後平均生存期間は 1.3 年で 5 年生存し治癒した例は皆無である．しかし，シスプラチンが使用されるようになってからの併用化学療法の進歩により性腺外の本腫瘍でも著しい術後の生存期間の延長がみられるようになり，5 年生存率は 50% をこすようになった（自験例では 54%）．

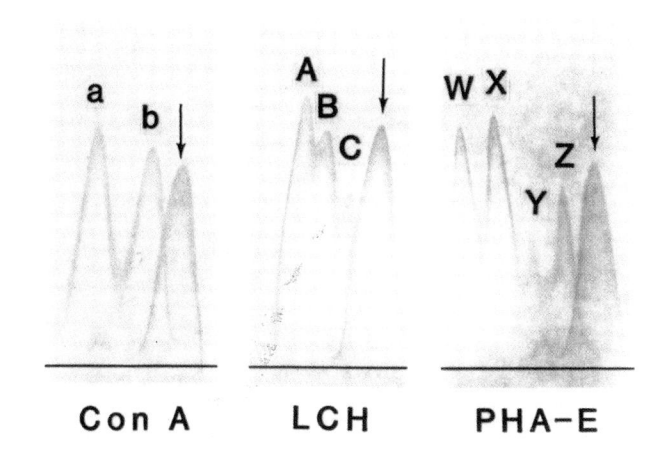

写真18 写真25の患者血清のAFP分析(マクロ). 免疫電気泳動法 Con A, LCH, PHA-Eによる分析で卵黄嚢型AFPであることが判明した.

b. 卵黄嚢腫瘍の産生するAFPの免疫組織化学的型判別(卵黄嚢型か肝型か)

ヒト卵黄嚢腫瘍がAFPを産生する特異な腫瘍であることは既述したが,AFP産生腫瘍として有名なものに肝細胞癌がある.実験的肝癌において,ラットの血清中にまた,ヒト肝細胞癌患者の血液中に特異な蛋白(α-グロブリン,AFP)が出現することはすでに判明していた.免疫組織化学的にも肝細胞癌の癌細胞がAFPを産生し,血中へ放出することが分っていた.AFPを産生する腫瘍として卵黄嚢腫瘍と肝細胞癌が代表的な2大腫瘍であるが,これらの産生するAFPは分子異性を有することが最近判明し,糖鎖のレクチンに対する結合性の差として測定される(**写真18**).一方は,レクチン非結合分画の濃度比が高いのに対し,他方はその濃度比が低い.前者は卵黄嚢由来のAFPで後者は肝細胞由来のAFPである.これは担癌患者の血清中のAFPを免疫電気泳動法などでレクチンへの結合性を分析して得られた結果である.なお,胎生期にヒト卵黄嚢と肝臓で

産生されるAFPも，各々の腫瘍化により産生されるAFPも2つの型（卵黄嚢型，肝細胞型）に一致する．さらに胎生期にはまた，消化管（胃腸）でも少量のAFPが産生されるが，それとその癌化により産生されるAFPは共に卵黄嚢型とされる．著者は，このレクチンへの結合性の差を利用して免疫組織化学的に組織切片上で2つの型のAFPの染め分けができるか否かを検討してきた．通常のAFPを染める免疫組織化学的染色法（ABC-AFP法）と，レクチンを用い糖蛋白（AFP）を染める染色法（P-Con A法）を組織（AFP産生腫瘍など）のホルマリン固定パラフィン包埋の連続切片で行ない，AFP陽性部へのレクチンの吸着性（結合性）の有無を対比観察した．その結果，卵黄嚢腫瘍の全例（45例）でレクチンの吸着がみられなかった（**写真15，19，17，20**）のに対し，肝細胞癌全例（20例）でAFP陽性細胞がレクチンをよく吸着し陽性所見を示した（**写真21**）．同様の染色結果は，ヒト胎児卵黄嚢内胚葉細胞（**写真22**）とヒト胎児肝細胞との間でも認められた．このように両染色法の対比によりAFPの型判別が組織化学的に可能であることが分った．この2つの染色法の対比により種々の臓器に発生するAFP産生腫瘍におけるAFPの型判別を行ない，これにより腫瘍の組織発生をより深く考察することが可能となった．この染色結果と患者血清中の免疫電気泳動法によるレクチン結合性の差による型分類（卵黄嚢型か肝型か）とを比較してみると，両法による結果は完全に一致した．術後に術前のAFP陽性の患者血清を欠き（放棄済，授取せず），血中のAFPがどちらの型か決定できない場合でも手術（または生検）材料さえあれば免疫組織化学的にAFPの型判別が可能である．血中AFPがどの程度存在すればこれが可能であるかを調べてみると，最底120 ng/mLで組織学的型判別が可能であった．腫瘍の多くは1,000 ng/mLをこす血中AFP値を示すので組織化学的型判別は容易である．なお，既述のようにヒト消化管（胃腸）も胎生期には少量のAFPを産生することは胎児臓器の組織培養で分っているが，ヒト胎児消化管でレクチンのAFP陽性部への吸着性をみると，

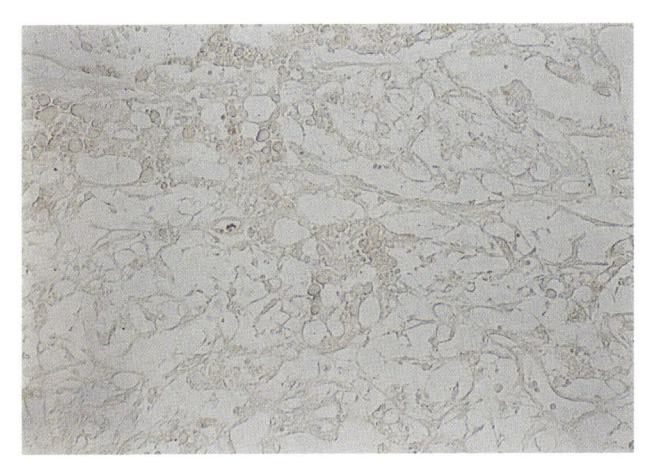

写真19　卵黄囊腫瘍（ミクロ）．P-Con A 法　腫瘍の産生する AFP は Con A を吸着せず卵黄囊型 AFP であることが分る．

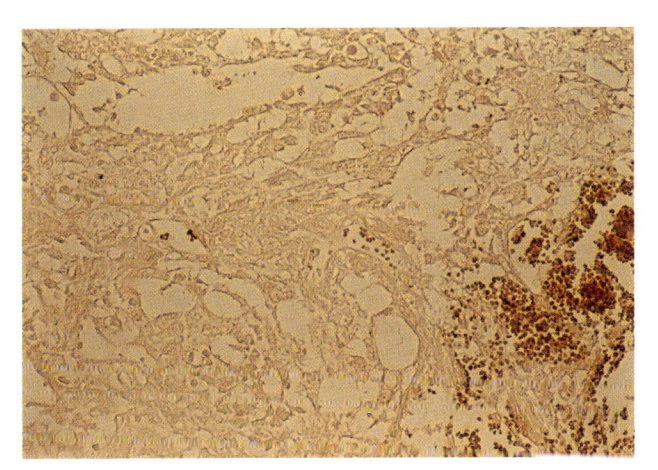

写真20　卵黄囊腫瘍（ミクロ）．P-Con A 法　写真17と同一個所は Con A を吸着せず卵黄囊型 AFP と分る．赤血球は陽性を示す．

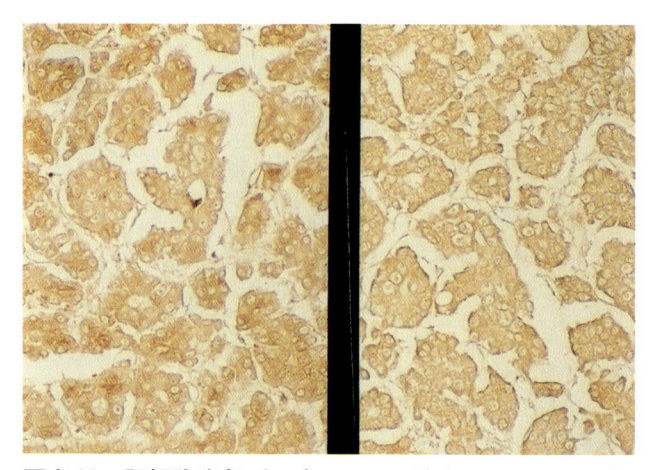

写真 21 肝細胞癌（ミクロ）．ABC 法と P-Con A 法
右半分は AFP の産生，左半分は腫瘍細胞の AFP 陽性部が Con A を吸着し肝型 AFP であることを示す．

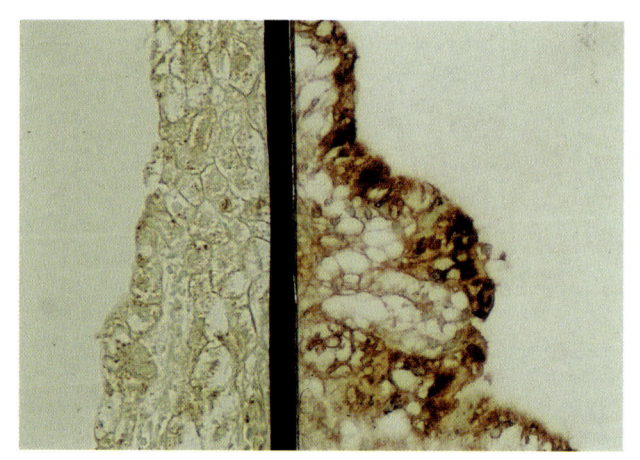

写真 22 ヒト卵黄嚢（ミクロ）．ABC 法と P-Con A 法 右半分は内胚葉細胞の AFP 産生，左半分は同細胞が Con A を吁着せず卵黄嚢型 AFP であることを示す．

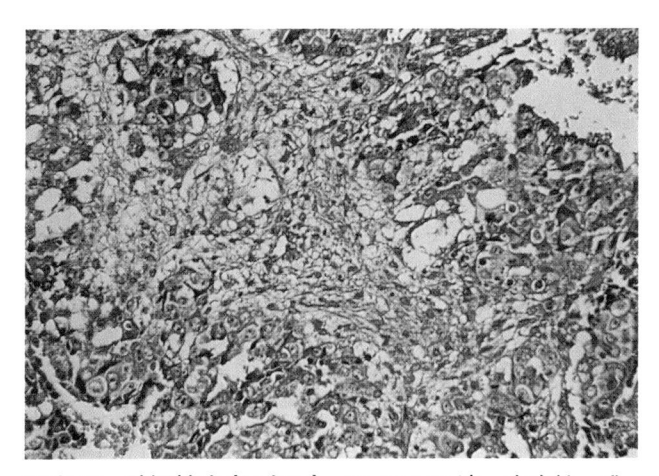

写真 23 胎児性癌(ミクロ). D-PAS 法 充実性，乳頭状，腺管状の上皮増生部に PAS 陽性ジアスターゼ抵抗性の好酸性顆粒状〜空泡状細胞の巣状の増生を認め硝子球も出現する．

これは認められなかった．これはまた，後述のように充実性奇形腫の消化管(内胚葉性胃腸管)で AFP 陽性部がレクチンを吸着せず卵黄嚢型 AFP を示唆したことと符合する．

c．各種 AFP 産生腫瘍における AFP の組織化学的型判別

卵黄嚢腫瘍と肝細胞癌については既述したので，これら以外の AFP 産生腫瘍の AFP の型判別の結果についてのべる．132 例の AFP 産生腫瘍は性器の胎児性癌，充実性奇形腫，内胚葉細胞腫瘍，各種臓器腺癌，転移性肝癌，肝芽腫などで血中 AFP 値は 670〜139,776 ng/mL(平均 4,823 ng/mL)であった．これらの腫瘍の手術材料のホルマリン固定パラフィン連続切片に ABC-AFP 法と P-Con A 法を施行し対比観察した．まず，**胎児性癌**では乳頭状，充実性，腺管状の上皮細胞増殖部内のジアスターゼ消化に抵抗性の好酸性顆粒状ないし淡明胞体をもつ腫瘍細胞胞体内 (**写真 23**) と少

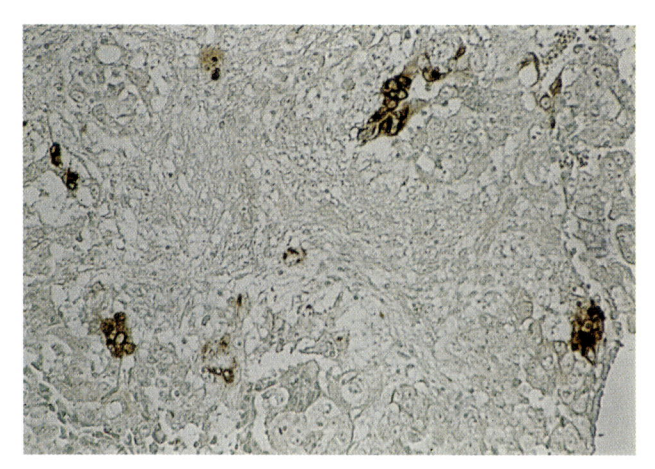

写真 24　胎児性癌（ミクロ）．ABC 法　写真 23 の陽性部に一致して AFP の産生を認める．この部は Con A を吸着せず卵黄嚢型 AFP と判明．

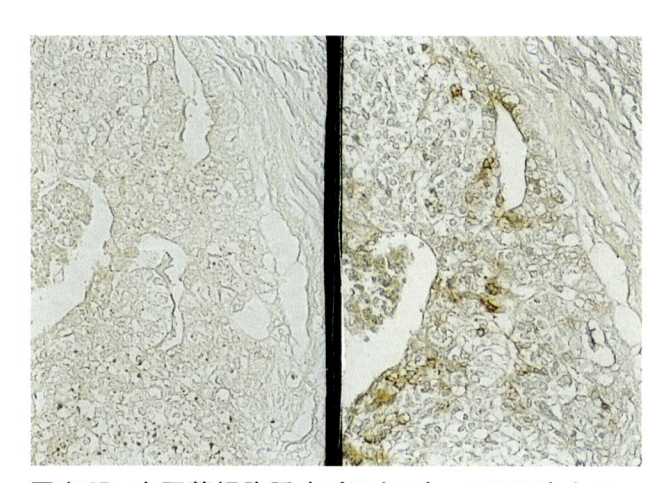

写真 25　内胚葉細胞腫瘍（ミクロ）．ABC 法と P-Con A 法　右半分の充実性ないし腺管形成部で胞体内に産生される AFP は左半分のように Con A を吸着せず卵黄嚢型 AFP であることが分る．赤血球は陽性を示す．腫瘍は左卵巣原発．

Table 2. 種々の AFP 産生腫瘍の AFP 型判別

腫瘍（例数）	卵黄嚢型（例数）	肝型（例数）
卵黄嚢腫瘍 (45)	45	0
胎児性癌 (21)	21	0
充実性奇形腫 (18)	18	6
内胚葉細胞腫瘍 (44)	44	0
腺癌 (22)	20	2
転移性肝癌 (17)	14-6*	3-2*
肝細胞癌 (20)	0	20
肝芽腫 (5)	0	5
膵芽腫 (3)	2	1
腎芽腫 (1)	0	1
セルトリ・ライデク細胞腫瘍 (1)	1	0

* 6/14例，2/3例で肝転移巣周辺の肝細胞に卵黄嚢型 AFP の産生が認められた．分母は原発巣の AFP の型を示す．

数の好酸性硝子球に卵黄嚢型 AFP がみられ（写真24），この細胞は形態学的にも機能的にもヒト卵黄嚢内胚葉細胞（ホーエスIV型）への逆分化[*5]を示す．**充実性奇形腫**では胃腸などの消化管(内胚葉性腺管)への(逆)分化を示す腺管の胞体と腺腔内分泌物に卵黄嚢型 AFP が認められたが，一方，肝芽細胞には肝型 AFP が認められた．患者血清の AFP の分析でも 2 つの型の AFP が認められている．したがって，充実性奇形腫では卵黄嚢型と肝型の 2 つの型の AFP を産生するものがあるといえる．自験 18 例中 6 例（33%）にこのような例が存在した．**内胚葉細胞腫瘍**では，類円形で比較的揃った好酸性顆粒状胞体をもち，腺管構造を形成する腫瘍細胞と少数の胞体内好酸性硝子球に 44 例全例で卵黄嚢型 AFP の産生が認められた（写真25）．性腺及び性腺外から発生した本腫瘍は，全て同様の AFP 分析

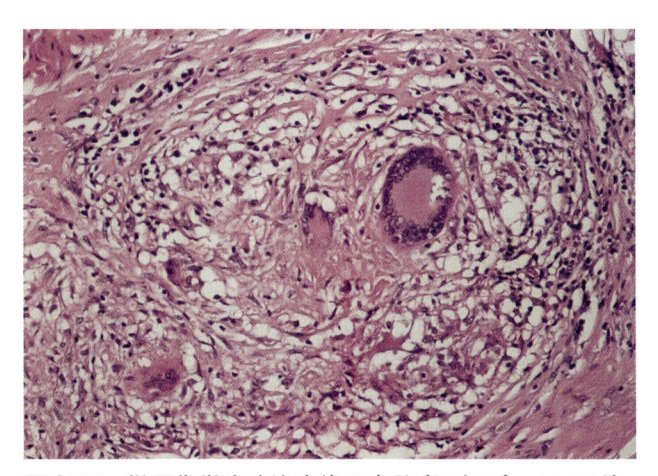

写真 26 併用化学療法治癒後の肉芽(ミクロ). H・E 染色 卵巣の卵黄嚢腫瘍の化学療法施行後著効例の2回目の観察・手術で得られた生検において認められた類結核肉芽. 類上皮細胞様の組織球の増生, 線維化, 多核巨細胞の出現とリンパ球浸潤をみる.

結果を示し, 担腫瘍患者血清の免疫電気泳動法による分析でも全例で卵黄嚢型 AFP であることが判明した(**写真 18**). また, **腺癌**(胃, 肺に多い, 低分化腺癌が多い) では腺腔を構成する好酸性ないし淡明な胞体をもつ細胞体内と少数の好酸性硝子球に, ほとんどの例(22例中20例)で卵黄嚢型 AFP が認められた[*6]. しかし, 極少数例で(22例中2例)肝型 AFP が認められた. 次に**転移性肝癌**では(原発巣は胃癌と大腸癌が多い), 肝転移巣周囲の肝細胞に ABC 法で卵黄嚢型 AFP の産生をみた. これは17例中8例に認められた. この現象は原発性腫瘍の産生する AFP の型の如何を問わず, 全て卵黄嚢型で患者血清の AFP 分析結果とも一致した. この機序は鋭意検討中であるがなお不明である. **肝芽腫**では当然ながら全例で肝型 AFP が強く陽性に認められた. その他の少数例の AFP の免疫組織化学的分析結果を, 以上の結果と合わせ **Table 2** にまとめた.

d．卵黄嚢腫瘍の治療

　性器と性器外に発生する卵黄嚢腫瘍は極めて悪性で，臨床経過のはっきりしている自験 45 例でみると，併用化学療法でシスプラチン(白金合剤)が使用されだしてから術後の生存期間の著しい延長が認められる．使用前の 12 例は術後 1〜2 年でほとんどが死亡している(5 年生存率 0%) が，シスプラチン使用後は 3 年及び 5 年生存率は各々約 80%，約 60% と大幅に改善されている．報告者によっては，卵巣の本腫瘍の術後の 5 年生存率は 80% という好成績をえている．この併用化学療法は性腺外の本腫瘍や再発転移症例にも著効を示す．著効を示した卵巣の卵黄嚢腫瘍の 2 回目の観察・手術の際えられた生検材料の組織像は，腫瘍細胞の壊死，組織球（泡沫細胞）の増生，線維化，肉芽（**写真 26**)，リンパ球浸潤及び石灰化を認めた．わずかに残る類壊死に陥りつつある腫瘍細胞は，血管周囲性に認められた．薬剤は静脈より血流で運ばれるため，血管周囲の腫瘍細胞はまず最初に作用すると考えられるので，著効例でなお残存する細胞は薬剤抵抗性を暗示し，再増殖（再発）の可能性を示唆している．これらの症例では腫瘍マーカーとしての血中 AFP 値が術前異常高値を示していたが，術後化学療法が進むにつれ次第に低下し正常値にまで達する．なお，再発や転移を来すと血中 AFP が再び上昇するので，これは診断的価値は高いといえる．手術不能の症例にもこの併用化学療法は極めて有効で,5 年生存率も約 50% と上昇している．血中 AFP の測定による卵黄嚢腫瘍の診断が先でこれに続くシスプラチンを含む併用化学療法は今後，手術療法と共にまず選択されるべき重要な治療法と考えられる[*7]．

第4部 胚細胞腫瘍としての卵黄嚢腫瘍

　胚細胞腫瘍説は腫瘍の組織発生がヒトの原始的胚細胞に由来するとする説である．胚細胞腫瘍という概念によれば，男女の性別を問わず両性に発生する受精と着床（妊娠）により生じる胎児組織と，その関連組織に類似する腫瘍ということになる．男性の睾丸などに絨毛癌が発生するので，換言すれば男性にも妊娠に関連した腫瘍が発生する．胚細胞説は胚細胞より生じる多分化能細胞を想定し，これを母細胞として胎児性または胎外性組織に似た腫瘍が発生し，また，男女の生殖器に類似した腫瘍（精上皮腫と未分化胚細胞腫）は胚細胞により多分化能細胞を経ないで直接的に発生すると考える説で，ディクソン・ムーア（I～Vグループ），フリードマン・ムーア，モストヒ・プライスを経て，1965年タイラムにより体系化され模式図化された（**Table 3**）．彼は，胚細胞腫（精上皮腫，未分化胚細胞腫）が直接的に胚細胞より発生し，多分化能細胞は胚細胞より分化した細胞でこれから胎児性癌が発生しこれより胎児三胚葉に似た奇形腫と胎外組織（胎盤の絨毛と卵黄嚢）に似る絨毛癌と卵黄嚢腫瘍（内胚葉洞腫瘍）が発生するとした．以上のように現在では胚細胞腫瘍は胚細胞腫（精上皮腫，未分化胚細胞腫），胎児性癌，奇形腫，絨毛癌，卵黄嚢腫瘍の5つに大別されている（**Table 3**）．マウスを用いた動物実験によっても胚細胞より胎児性癌と奇形腫が発生し，胎児性癌は多分化能細胞で，奇形腫は原始生殖細胞[*8]由来で三胚葉への分化能を保有しているという結果がスチーブンスにより示されたので，胚細胞説は一般に認められるようになった．1973年と1977年のWHO分類も，この説に基づく組織学的分類を採用している．ただし，モストヒ・プライスの睾丸の幼児型胎児性癌を，タイラムの内胚葉洞腫瘍と共に卵黄嚢腫瘍として改良している．1983年，モストヒは，睾丸精細管内に上皮内癌の形で精上皮腫，絨毛癌，胎児性癌を認め，精細管内の異型胚細胞よりあらゆる胚細胞腫瘍が一元的

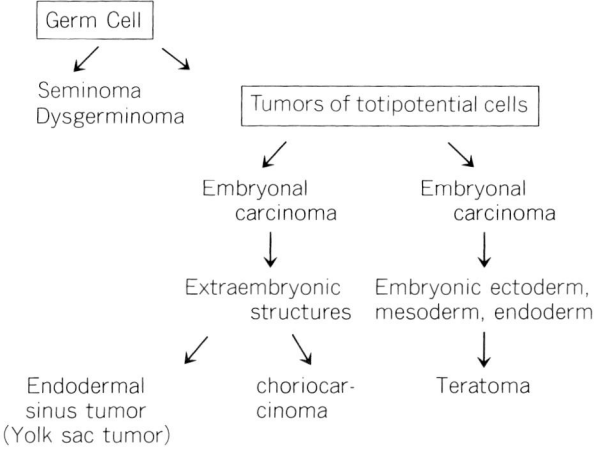

Table 3. Germ Cell Tumor の組織発生
(Teilum, 1976)

```
            Germ Cell
           ↙       ↘
    Seminoma       Tumors of totipotential cells
    Dysgerminoma
                   ↙              ↘
              Embryonal         Embryonal
              carcinoma         carcinoma
                  ↓                 ↓
              Extraembryonic   Embryonic ectoderm,
              structures       mesoderm, endoderm
              ↙      ↘               ↓
    Endodermal    choriocar-      Teratoma
    sinus tumor   cinoma
    (Yolk sac tumor)
```

に発生するとした．わが国では以前，樋口の分類が用いられてきたが(胎児性癌 A，B，C 群)，1978 年，病理学会分類がなされ (奇形腫群腫瘍分類)，奇形腫，奇形腫に関連する単一組織型腫瘍，奇形腫像を欠く複合型腫瘍，その他に分類され，卵黄嚢腫瘍 (癌) は奇形腫に関連する単一組織型腫瘍に入れられている．1984 年の睾丸腫瘍組織分類でも WHO 分類にならい，単一組織型の中で精細胞腫，胎児性癌，絨毛癌，奇形腫と共に卵黄嚢腫瘍は独立した地位を与えられている．1990 年の卵巣癌取扱規約では，胚細胞腫瘍は未分化胚細胞腫，卵黄嚢腫瘍，胎芽性癌，多胎芽腫，絨毛癌，奇形腫及び混合型胚細胞腫瘍の 7 つに分類され，卵黄嚢腫瘍を胎児 (芽) 性癌より分離独立させている．しかし，イギリス学派 (BTTP) はなお 2 元説を主張していて，精細胞腫 (未分化細胞腫) を胚細胞由来と考え，奇形腫の母細胞は不明としている．また，胚細胞腫瘍説に対するいくつかの疑問も残る．第一に，多分化能細胞を胚細胞より分化したものとして想定した点にある．この事から，胚細胞より直接発生し

た精細胞腫よりも未分化な胎児性癌が，胚細胞よりも分化した多分化能細胞から発生するという矛盾が生じる．この胚細胞と多分化能細胞という2種類の細胞を直接短絡的に結び付けるためには，単為生殖を認めざるをえないことになる．しかし，マウスに自然発生する睾丸腫瘍（奇形癌）で卵子や雄の原始生殖細胞に含まれる突然変異因子（遺伝子）により卵子に単為生殖に基づく卵割が発生する可能性を示唆する成績がえられているので，ヒトにもあてはまる可能性が残されている．もう1つの疑問は卵黄嚢腫瘍（内胚葉洞腫瘍）の診断名についてである．この腫瘍の組織学的診断根拠をヒトでなくラットの胎盤に求めた点にある．ヒトの卵黄嚢に類似構造はなく，ヒトの腫瘍の診断名に他種族（齧歯類）の正常組織構造をあてるような腫瘍は，医学の歴史上他に類をみない．ヒトの腫瘍の診断名にはヒトの正常組織（細胞）を形態学的（医学的）診断根拠として当てるべきなのである．このような腫瘍を，AFP産生をマーカーとして概念的に卵黄嚢腫瘍とし胚細胞腫瘍の1つとして分類したことに疑問をもつ．ちなみに，他の4つの胚細胞腫瘍の腫瘍名は全てヒトの正常組織（細胞）に組織学的（医学的）診断根拠をおいている．以上の点をふまえた上で，胚細胞腫瘍の分題を胚細胞説で一元的に行なうことの利点は，組織発生的分類の理解を容易にし，その適用が実際的である点にある．発生頻度は睾丸では北欧で高く悪性のものがほとんどで，日本では発生頻度が約1/8と低い．停留睾丸では発生頻度が7〜35倍と上昇する．卵巣では日本の発生頻度がヨーロッパに比べて高く，良性の皮様嚢腫（成熟嚢胞性奇形腫）が85％を占め，残りが悪性のものである．この腫瘍の発生部位に関しては胚細胞の発生学上の移動を理解する必要がある．ヒト原始生殖細胞は，胎生3週目で卵黄嚢壁尿膜側内胚葉細胞直下に出現し，5週目に後腹膜に移り，6週目に生殖隆起に移動することが判明している．したがって，性腺及び原始生殖細胞の移動（遊走）経路と接する場所―後腹膜，縦隔，仙骨部，腟など正中腺―に性腺外腫瘍として発生する．その他脳内（第3脳室，鞍上部）などの胚細胞の移動経路と

の接触がないと考えられる場所にもこの腫瘍は発生する．これは胚細胞の迷入と考えられる．臨床的には，この腫瘍は卵巣では全腫瘍の30％を占め，そのほとんどでは (85％) 良性奇形腫で，残り15％が悪性腫瘍である．卵巣囊腫瘍は全胚細胞腫瘍の8～15％を占める．本腫瘍は純粋（単一）型と複合型に分類でき，前者は比較的若い人に好発する（卵巣では10～20歳，睾丸では幼児と成人）が後者は平均年齢が上る．奇形腫と胚細胞腫が複合合併腫瘍として多く良性ないし良性に近いが，胎児性癌，卵黄囊腫瘍，絨毛癌は悪性の代表である．血中AFPとHCGが各々卵黄囊腫瘍と絨毛癌のマーカーで胎児性癌で血中AFPの上昇があれば，卵黄囊成分の合併がある場合である[*9]．手術療法と併用化学療法により術後の予後は著しく改善されてきている．なお，胚細胞腫のみは放射線に感受性が高い．

第5部　卵黄囊腫瘍と鑑別すべき腫瘍（周辺腫瘍）

a．胎児性癌

　胚細胞腫瘍の1つで卵黄囊腫瘍より未熟な腫瘍で多分化能を有する．睾丸では1～2歳と20～40歳にピークがある．従来，これに入れられていた睾丸の予後良好な幼児型胎児性癌は，卵黄囊腫瘍に組みこまれ，現在は成人型のみとなった．他の胚細胞腫瘍（奇形腫が多い）と共存する複合型が多い．卵巣では20歳前後に好発しホルモン異常を伴うものが多い．代表的なのは早熟や無月経で，尿の妊娠反応はしばしば陽性となる．本腫瘍は性腺と性腺外に発生するが，いずれの予後も一般に不良でしばしば術後に再発し，また，肺，肝，リンパ節へ転移する．転移先で原発腫瘍にない奇形腫の像をみることがあり議論をよんでいる．併用化学療法により術後の5年生存率は大幅に改善されている（化学療法施行前の5年生存率は0～8％であったが，施行後は50％と著しく上昇している）．

　肉眼的には表面平滑な比較的柔かい球状腫瘍で，割面は灰白色～淡黄褐色充実性で出血壊死や囊胞を認める．奇形腫を合併する場合（樋口のC群，WHOの奇形癌）は囊胞形成を伴う．組織学的には比較的大型の核小体と水泡状核をもつ多形～類円形の好塩基性原始的細胞が充実性，胞巣状，管状ないし乳頭状に増生し相当数の核分裂像と奇異な多核巨細胞をみる．この巨細胞は自験例21例中13例（62％）に認められ，酵素抗体法（ABC法）でHCGの局在が証明された．これは合胞体栄養細胞に相当する．間質は浮腫状ないし密な紡錘形細胞増生部より成る．充実性上皮増生部で巣状に好酸性顆粒状化があり硝子球を含む．この部はPAS陽性でジアスターゼ消化によりほとんど消失したが，抵抗性の胞体や硝子球もみられ(**写真23**），この部にABC法でAFPが陽性であった(**写真24**）．上皮細胞の腺管形成部や乳頭状増殖部にも同様の所見が認められたが，卵

Table 4. EST(YST), ECとECTとの相互関係

EST(YST)：Endodermal Sinus Tumor(Yolk Sac Tumor)
EC ：Embryonal Carcinoma
ECT：Endodermal Cell Tumor

黄嚢腫瘍の像はみられなかった．レクチンの結合をみる P-Con A 法では Con A の AFP 陽性部への吸着を認めず，卵黄嚢型であることが分った．電顕的にみると腫瘍細胞の中にはヒト卵黄嚢内胚葉細胞の電顕所見に似るものがあった．この腫瘍をもつ患者の血液中のAFP の免疫電気泳動法による分析でも，卵黄嚢型と判明した．著者はこの腫瘍をヒト卵黄嚢内胚葉細胞（ホーエスのⅣ型）への逆分化を示すものと考えて，内胚葉細胞腫瘍と命名した．この腫瘍と卵黄嚢腫瘍，胎児性癌との相互関係は Table 4 に示した（**Table 4**）．この 3 腫瘍は互いに一部を共有する胚細胞腫瘍である．

b ．*多胎芽腫*

若年者，特に子どもに好発し予後は悪い．他の胚細胞腫瘍と共存することが多い．臨床上腫瘍は急に大きくなり，割面は灰白色充実性で出血壊死を伴う．組織学的には種々の発達過程を示す胎芽に類似の構造（エンブリオイドボディ）と周囲の浮腫状間質より成る．

完全型の胎芽類似構造は胎枝，羊膜腔及び卵黄嚢より構成される．AFP染色をABC法で行なえば卵黄嚢の部に卵黄嚢型AFPを証明できる．

c．奇形腫

若い20歳位の人に好発する充実性未熟型と，年齢幅の広い囊胞性成熟型とがあり，前者は悪性の経過をとり後者は良性である．複合組織型として胎児性癌と合併することが多い（樋口C群，WHO分類奇形癌）．肉眼像は灰白色で出血壊死の著明な充実性部分(胎児性癌部)と多発性囊胞部分（奇形腫部）との混在を認める．囊胞内には粘液〜ゼラチン〜オカラ様物質を入れる．組織学的には未熟〜成熟の三胚葉成分がみられる．胎児性癌においても未熟な間葉成分にしばしば軟骨が認められ，これに筋（特に横紋筋）成分を認めれば奇形腫の混在と考えられる．また，奇形癌に合胞体性巨細胞がしばしば出現する．このような例では尿の妊娠反応が陽性となり予後がやや悪い．

d．淡明細胞癌

中腎腫とも呼ばれる表層上皮性腫瘍（普通の上皮性腫瘍）の1つである．組織発生は胚細胞腫瘍とは全く異なりミュラー管由来と考えられている．40歳以後の女性に好発し，予後は不良で化学療法も無効なことが多い．組織学的には管腔形成が明瞭で淡明細胞の内腔へ頭部を有する"打釘"状の増生が認められるのが特長的で，胞体にグリコーゲンを豊富に含む．少数の多核巨細胞をみるも，ABC法によるHCG染色は陰性で，またAFPも通常陰性である．

e．類肝癌

睾丸，卵巣，後腹膜などに発生し高齢者に多い．起源不明の肝細胞癌類似の腫瘍で，組織像は肝細胞類似の腫瘍細胞の索状〜胞巣状の増生より成り，少数の腺管形成を認める．淡明細胞や浮腫状の間

質はみられない．また，腫瘍にはビリルビン産生（胆栓）を認めるものもある．AFP は肝型であるのが本来のものであるが，未決定の報告例がほとんどである．本腫瘍の予後は不良である．著者は卵巣のビリルビン産生を伴う類肝癌を経験したが術後 2.5 年で死亡している．AFP は肝型であった．また，著者は他施設よりビリルビン産生を欠く類肝癌と診断された 5 例の AFP の組織学的型判別を依頼され免疫組織化学的型判別を試みたことがあるが，全て卵黄嚢型であった．したがって類肝癌の診断は疑問である．一見して肝細胞癌に似ているからということで安易に類肝癌と診断してはならない．ビリルビン産生や肝型 AFP 産生などの形態のみならず，機能的にも肝細胞への分化を示す根拠をつかまえて類肝癌の診断を下さねばならない．近年，胃で類肝腺癌の報告がみられ，肝に転移しやすく予後は良くない．組織像は肝細胞癌と腺癌の混合より成り，ビリルビン産生（胆栓）がみられることもある．また，種々の血漿蛋白の産生を伴うこともある．産生される AFP が肝型であることは，類似の腫瘍との鑑別に役立つ．この診断名は腺癌のカテゴリーに入るのか，あるいは肝細胞癌のカテゴリーに入るのか，あるいは混合腫瘍（腺癌＋肝細胞癌）と考えるべきなのか不明である．類（肝）という形容詞は種々の肝細胞癌に似た腫瘍を包括し起源不明で意味曖昧な診断名である．極端な例では，卵黄嚢腫瘍や内胚葉細胞腫瘍でも似た組織像を呈する．このような場合にはビリルビン産生と AFP の型判別（肝型 AFP）が診断の決め手となる．

f．内胚葉細胞腫瘍

ホーネスのⅣ型類似の内胚葉細胞（ヒト卵黄嚢）より発生（または逆分化）する腫瘍で，若年者（自験 44 例で平均 23 歳）に好発する胚細胞腫瘍であり，マーカーとして AFP 産生を伴う．しかし，卵黄嚢腫瘍の像はみられない．発生部位は性器，後腹膜，縦隔，脳（鞍上部）などで胚細胞腫瘍の発生部位に一致する．自験 44 例の術前の血中 AFP 値は 1,582〜138,640 ng/mL（平均 9,712）で術後早期に

Table 5. Endodermal Cell Tumor の臨床病理

1. **発生年齢**：8〜57 歳，平均 23 歳．
2. **臓器**：卵巣 20 例，睾丸 8 例，縦隔 4 例，後腹膜 3 例，脳 3 例，胃 6 例．
3. **術前血中の AFP 値**：1,582〜138,640 ng/mL（平均 9,712），術後速やかに低下，再上昇は再発転移を示唆．
4. **組織像**：好酸性〜淡明細胞の充実性，胞巣状，一部の乳頭状ないし腺管状増生．網状変性部の PAS 陽性の好酸性硝子球と浮腫状〜粘液状間質（＋）．電顕的にはホーエス IV 型のヒト卵黄嚢内胚葉細胞に酷似．卵黄嚢腫瘍像（−）．
5. **免疫組織化学**：網状部と硝子球及び乳頭状〜腺管状部に卵黄嚢型 AFP をみる．患者血中 AFP も卵黄嚢型．
6. **予後**：術後 0.2〜3 年(平均 1.25 年)．併用化学療法により術後の 5 年生存率 50%へ上昇．性器に限ると 75%と改善．

低下する．組織像は好酸性顆粒状〜淡明細胞[*10]の充実性〜胞巣状増生が主で少数の腺管状ないし乳頭状増殖もみられる．一部に細胞の網状変性を認め，ここに多数の PAS 陽性の好酸性硝子球をみる．ABC 法による AFP についての検討では，卵黄嚢型 AFP が好酸性顆粒状ないし淡明細胞の胞体内と硝子球に認められたが，腺管形成部にもみられた(**写真 25**)．他成分の混在として胎児性癌，卵黄嚢腫瘍，奇形腫が多かったが，精細胞腫と絨毛癌を合併するものもあった．また，担癌患者血清を用いた免疫電気泳動法による AFP の分析でも卵黄嚢型 AFP という結果が得られている(**写真 18**)．胎児性癌の中から本腫瘍を分離できる．術後の予後は平均 1.25 年で卵黄嚢腫瘍と同様に良くなかったが，近年の併用化学療法が有効で，性器に限ると 5 年生存率は 75%と大幅に改善されている（**Table 5**）．

文　献

1) 関　正次：胎生形態学（第1版）．杏林書院，1958．
2) Langman J：人体発生学—正常と異常—．（沢野十蔵訳）医歯薬出版（第3版），1977．
3) Nishimura H：Aflas of human prenatal histology. 医学書院，1983．
4) Jacobsen GK, Talerman A：Atlas of Germ Cell Tumors. Munksgaard, 1989.
5) Okamoto T：Comparative morphology of endodermal sinus tumor (Teilum) to human yolk sac and a proposal of endodermal cell tumor. Acta Pathol. Jpn. 33：1〜14, 1983.
6) Ishiguro T, Sakaguchi H, Fukui M, Sugitachi I：Serum alpha-fetoprotein subfractions in pregnant women identified by the modified method of lectin affinity crossed-line immunoelectrophoresis, Biol. Res, Pregnancy 6：114-117, 1985.
7) Gitlin D, Perricelli A, Gitlin GM：Synthesis of alpha-fetoprotein by liver, yolk sac and gastrointestinal tract of human conceptus. Cancer Res 32：979-982, 1972.
8) Hoyes AD：The human foetal yolk sac. An ultrastructural study of four specimens, Z. Zellforsch 99：469-490, 1969.
9) Moore KL：Moore 人体発生学（星野一正訳）医歯薬出版，1977．
10) Balinsky BI：An introduction to embryology, third edition, W. B. Saunders Company, 1970.
11) 加藤嘉太郎，山内昭二共著：改著家畜比較発生学，養賢堂，1989．
12) Demski IS, Wourms JP：The reproduction and development of sharks, skates, rays and ratfishes. Kluwer Academic Publishers, 1993.
13) Schiller W：Mesonephroma ovarii. Am J Cancer 35：1-21, 1939.
14) Teilum G：Endodermal sinus tumors of the ovary and testis. Comparatiue morphogenesis of the so-called mesonephroma ovarii (Schiller) and extraembryonic (yolk sac allantoic) structures of the rat's placenta. Cancer 12：1092-1105, 1959.
15) Huntington RW Jr, Bullock WK：Yolk sac fumors of the ovary. Cancer 25：1357-1367, 1970.
16) Dallas M：Yolk sac carcinoma of the ovary with AFP in serum and

ascitic fluid demonstrated by immunoos mophoresis. Am. J. Clin Pathol 57：511-516, 1972.
17) 宮地　徹，森脇昭介，桜井幹己共著：産婦人科病理学診断図譜（第3版）．杏林書院，1998.
18) 松谷雅生，佐野圭司，高倉公明，瀬戸輝一：頭蓋内 Germ　Cell　tumors. Neurosurgeons 3：83-100, 1984.
19) Kawai M, Kano T, Fukuhashi Y, Mizuno K, Nakashima N, Hattori S, Kazeto S, Iida S, Ohta M, Arii Y, Tomoda Y：Prognostic factors in yolk sac tumors of the ovary. A clinicopathologic analysis of 29 cases. Cancer 67：184-192, 1991.
20) Tatarinov JS：Presence of embryonal alpha-globulin in the serum of patients with primary hepatocarcinoma. Vopr. Med. Khim 10：90-91, 1961.
21) Abelev GI：Production of embryonal serum α-globulins by hepatomas：Review of experimental and clinical data, Cancer Res 28：1344-1350, 1968.
22) Rouslahti E, Engvall E, Pekkala A, Seppälä M：Developmental change in carbohydrate moiety of human alpha-fetoprotein. Int. J. Cencer 22：515-520, 1978.
23) Gitlin D, Boseman S：Sites of serum α-fetoprotein synthesis in the human and in the rat. J. clin. Invest 46：1010-1016, 1967.
24) Okamoto T：Immunohistochemical differentiation of yolk sac-type alpha-fetoprotein from hepatic-type alpha-fetoprotein. Acta pathol. Jpn 39：51-54, 1989
25) Okamoto T, Hirabayashi K, Ishiguro T：Immunohistochemical distinction of α-fetoprotein in various α-fetoprotein-secreting tumors. Jpn. J. Cancer Res. 84：360-364, 1993.
26) 岡本　司：卵黄嚢型 AFP と肝型 AFP との組織学的判別．医療 45：67-71，1991
27) 岡本　司：各種 α-胎児性蛋白産生腫瘍における α-胎児性蛋白の組織学的型判別．医療 45：139-144，1991．
28) Okamoto T：A human vitelline component in embryonal carcinoma of the testis. Acta Pathol. Jpn 36：41-48, 1986.
29) Thomas WJ, Kelleher JF, Arnould BD：Successful treatment of metastatic extragonadal endodermal sinus (Yolk sac) tumor in childhood. Canner 48：2371-2374, 1981.

30) Van Hoesel QGCM, Pinedo HM : Complete remission of mediastinal germ cell tumors with cis-dichloradiammine platinum (II) combination chemotherapy. Cancer Treat. Rep 64 : 319-321, 1980.
31) Teilum G : Classification of endodermal sinus tumor (mesoblastoma vitellinum) and so-called "embryonal carcinoma" of the ovary. Acta pathol. Microbiol. Scand 64 : 407-429, 1965.
32) Teilum G : Special tumors of the ovary and testis and related extragonadal lesions. Comparative pathology of histological identification. 2 nd edn., Munksgaard, Copenhagen, 1976.
33) 樋口一成，加藤　俊：いわゆる卵巣未解決腫瘍（樋口）の3群（A，B，C）に対する文献的考察．産婦人科の世界，10巻，10号，1958.
34) 牛島　宥：卵巣腫瘍―組織発生と分類論考，文光堂，1973.
35) Serov SF, Scully RE, Sobin LH : Histological typing of ovarian tumors. International Histological classification of tumors. No. 9, WHO, Geneva, 1973.
36) Mostofi FK, Sobin LH : Histological typing of testis tumors. International Histological Classification of Tumors. No. 16, WHO, Geneva, 1977.
37) 日本病理学会小児腫瘍分類委員会：小児腫瘍組織分類図譜第3編，奇形腫群腫瘍．金原出版，東京，1978.
38) 日本泌尿器科学会・日本病理学会編：睾丸腫瘍取扱い規約．金原出版，東京，1984.
39) Mostofi FK : Pathology of Germ cell tumors of testis. A Progress report. Cancer 45 : 1735-1754, 1983.
40) 日本病理学会・日本産婦人科学会編：卵巣腫瘍取扱い規約．第1部．金原出版，1990.
41) Scully RE : Tumors of the ovary, maldeveloped gonads, Fallopian tube and broad ligament. Atlas of tumor pathology, Third series, Fascicle 23, AFIP, 1998.
42) Wistchi E : Migration of germ cells of human embryos from the yolk sac to the primitive gonadal folds. Contr. Embryol. Carneg Instn 12 : 67-80, 1948.
43) Ishikura H, Scully RE : Hepatoid carrcinoma of the ovary. A newly described tumor. Cancer 60 : 2775-2784, 1987.
44) 岡本　司：Alpha-fetoprotein (AFP) 産生腫瘍の概念―とくにその組織発生について―．癌の臨床 33 : 1397-1401, 1987（総説）．

45) Luckett WP : Comparative Development and Evolution of the placenta in primates. Contrib. Primat 3 : 142-234, 1974 (Karger, Basel).

注

* 1 　成鶏でも小腸中位に卵黄嚢茎の遺残としてメッケル憩室が認められる．
* 2 　ツノザメ（大西洋ツノザメ）では最初卵黄は胎仔を養う．卵黄は内胚葉細胞で酵素により消化され卵黄嚢循環に入る．胎仔が4 cm となると，卵黄嚢は茎内へ血管隆起を伴い発育する．卵黄が減少するにつれ卵黄嚢は胎盤胎児側で分化発達し，卵黄嚢茎ができる．胎仔が7-10 cm となると茎が長くなり，栄養吸収と胎児周囲の液の浸透圧の調節に関与する．胎児胎盤は卵被膜で母体と分かれ2つの役割を有する．1つはステロイド産生臓器としての働きで，他の1つは母仔間の栄養と電解質の交換である．鋤鼻ザメは6カ月（妊娠）で生まれ，15 cm, 12.7 g の大きさである．母体は特有の胎盤と卵黄嚢を有する．小さい1 mm の卵子より胚葉が発生し，1 mm の胎児が卵よりかえり卵黄嚢に茎で連なる．卵黄は急に用いられ減少する．胎仔が3 mm となると卵黄は消失する．11 mm となると茎は長くのび虫垂状となる．そして各種の臓器ができてくる．茎はさらに虫垂状にのび，卵黄嚢胎盤の胎児側へ分化し，ついにコップ（子宮壁の特殊産物）へ生着する（図1）．この母体側胎盤はコップ，索，球及び茎より成る．このコップの働きについては，哺乳類の胎盤と同様，母体と胎児との間の種々の物質の輸送交換の場といわれる（文献12）．
* 3 　卵黄嚢腫瘍の組織像中最も特長的構造で，血管結合織の芯が未熟の胚細胞に被われて嚢胞内へ乳頭状に突出した像（シラー・デュバル体）である．その他の部では迷路状の空隙に沿って"打釘"状の細胞配列が認められる．この型をタイラムの名付けた内胚葉洞型（亜型）と呼ぶ．シラーはこのシラー・デュバル体を腎糸球体に酷似しているとして中腎腫と

命名した．

＊4　ギットリンによりヒト胎生期消化管(原始腸)は，微量のAFPを産生することが組織培養法で確認されている．胎生期のヒト卵黄嚢と肝では多量のAFPが産生される．消化管の癌でAFPが産生されることがあるのは逆分化とも考えられる．

＊5　著者はこの腫瘍を内胚葉細胞腫瘍と命名した．胎児性癌と卵黄嚢腫瘍より分離し胚細胞腫瘍として独立させた．

＊6　AFP産生腺癌のほとんどは内胚葉細胞腫瘍に入ると考えられる．

＊7　代表的レジメンとしてPVB療法がある．これはアインホーンにより始められ，睾丸の非精上皮腫で試みられ有効であることが分かり応用が拡大した．P：シスプラチン，V：ビンブラチン，B：ブレオマイシン

＊8　家畜ではこの細胞の起源に関しては，a．生殖腺原基の表面細胞に由来　b．これと無関係に他部で発生し，後に生殖腺の表面上皮（生殖索）に移動（遊走）するの2説があり，最近ではbが実験的支持を得て有力となっている．ヒトではこの原始生殖細胞は卵黄嚢内胚葉に出現し最後に生殖隆起(索)へ移動（遊走）するとする説をとっている．

＊9　胎児性癌で血中AFPが陽性で腫瘍のAFP染色が陽性と分るとすぐ卵黄嚢腫瘍が存在すると結論を出す傾向にあるが，内胚葉細胞腫瘍や肝芽細胞（奇形腫）があってもAFP陽性となるので十分検討して結論を出すべきである．

＊10　電顕的観察によってもこの細胞は微絨毛，多量のグリコーゲン，接着装置及び基底膜様の電子密度の高い物質の沈着がみられた．これはヒト卵黄嚢内胚葉細胞（特にホーエスⅣ型）に類似する．

＊11　この細胞の電子顕微鏡による観察(写真13)によると＊10と略同様の所見であり，ヒト卵黄嚢内胚葉細胞に酷似している．

＊12　この卵黄嚢内胚葉細胞でAFP産生とその他の白漿蛋白の産

生が行なわれていることは，ABC法で証明されている．

*13 加藤，山内による（文献11）．

索　引

ア
赤毛ザル　12
アルブミン　6,8,9,20
アンチトリプシン　6,9,20

イ
一次卵黄囊　1,12,20
遺伝子　34

ウ
馬　13

エ
AFP　1,5〜9,12〜16,20,22〜24, 27,29〜31,35〜40
──の型判別　23,24,27,30
──産生　1,5,6,13〜15,34
──産生腫瘍　23,24,27
ABC法　5,6,9,20
──AFP法　24
H・E染色　1,5
HCG　35,36

カ
家禽　12,13
各種AFP産生腫瘍　27
家畜　12,13
肝臓　5,23
癌胎児性抗原　20
肝型AFP　23,24,27
肝芽細胞　29
肝芽腫　27,30
肝細胞癌　23,24,27

キ
キャリア蛋白　8
奇形腫　27,32,33,38

基底膜　6,9
逆分化　15

ク
グリコーゲン　5,14

ケ
齧歯類　9,34
血球　8
血漿蛋白　6
血島　5,12,13
原始生殖細胞　34
原（始）腸　13,20

コ
睾丸　16,20,32
──腫瘍組織分類　33
膠質浸透圧　8
後腹膜　34,39

サ
臍帯　1,9
サイトケラチン　20
魚　14
サメ　14

シ
ジアスターゼ消化　5,9
子宮外妊娠　1
シスプラチン　22,31
手術療法　16,35
実験的肝癌　23
絨毛癌　32,35
受精　1,8,12
漿液　8,13
消化管　24,27
硝子球　5,7,9,20

| ツ |

植物極　14
腫瘍マーカー　20,31
シラー　16
シラー・デュバル体　7,16,20

| セ |

生殖隆起　34
精上皮（細胞）腫　32
性腺（外）　22,29,34
──外発生（腫瘍）　22,29,34
赤芽球　5
腺癌　27,39

| ソ |

組織標本　1

| タ |

胎児肝　20,24
胎児性癌　9,10,27,32,33,35,36
胎児卵黄囊　20,24
胎生発生学　1
胎盤　1
──性アルカリホスファターゼ
　　20
──卵黄囊　1
タイラム　16,20,32
多胎芽腫　33,37
多分化能細胞　32〜34
多囊性卵黄囊型　20
WHO分類　32
単為生殖　34
淡明細胞癌　38

| チ |

中腸　1,13
中皮　5
着床　32
腸・肝型　20
鳥類　7

| ツ |

ツノザメ　14

| テ |

ディクソン・ムーア　32
停留睾丸　34
デュバル体　9
転移性肝癌　27,30
電解質　8

| ト |

糖鎖　23
洞状構造　9
トランスフェリン　6,9,20

| ナ |

内胚葉細胞　5,6,13,15,24
──腫瘍　10,27
内胚葉洞腫瘍　16,22,32,34

| ニ |

尿膜　9,13
妊娠　5,6

| ハ |

脊側部内胚葉性管　8
胚細胞　33〜35
──腫　35
──腫瘍　7,22,32,34,39
──（腫瘍）説　32,34
──迷入　35
爬虫類　7
ハンチントン　16,20

| ヒ |

PAS染色　1,5,9,13,14,36
P-Con A法　24
樋口（ABC）　33,36
ヒト絨毛性ゴナドトロピン　20
皮様囊腫　34
病理学的分類　33
ビリルビン　8

フ
フェリチン　　6,20
複合組織型　　16,38
──(組織)腫瘍　　33,35
豚　　12,13
フリードマン・ムーア　　32
プレアルブミン　　20
分子異性　　23
分胞　　12

ヘ
併用化学療法　　16,22,31,35,40
ヘモグロビン　　6,20

ホ
ホーエス　　6,29
放射線　　35
哺乳類　　8,13,15
ホルモン　　8

マ
マウス　　9,34
Magma reticulare　　7

ミ
未分化胚細胞腫　　32,33
ミュラー管　　38

メ
迷路状構造　　7,16
メッケル憩室　　1
免疫電気泳動法　　23,24,40
免疫抑制　　8

モ
モストヒ・プライス　　32

ユ
有袋類　　13

ヨ
幼児睾丸型(胎児性癌)　　20,32,36
予後　　16,22

ラ
ライフェルト基底膜　　6,9
ラット　　9,12,34
卵黄　　8,13,14
卵黄嚢　　1,5〜9,12〜14,23,32,34
──型(AFP)　　23,24,29,30,40
──管　　13
──茎　　13,14
──臍　　14
──腫　　1
──腫瘍　　7,9,16,20,23,24,27,30〜37,40
──循環　　13
──胎盤　　13,14
卵巣　　16,22,31,35,36
──癌取扱い規約　　33

ル
類壊死　　31
類肝癌　　39

レ
霊長類　　12
レクチン　　23,24

おわりに

組織形態学は病気の変化を顕微鏡的に形としてとらえるという点で説得力がある．しかし，一時期の形の変化で生化学〜生理的，いいかえれば機能的，流動的変化は窺い知ることは不可能である．著者はこの組織形態と機能を同時に観察することを将来の夢として病理学教室へ昭和 39 年 (1964 年) に入局したが，当時は古典的組織形態学全盛でわずかに古来の特殊染色により通常の H・E 染色で観察されるものがどういう性状をもっているか，あるいは何であるかを知るのみであった．やがて昭和 40 年 (1965 年) 頃より蛍光抗体法が導入され，蛍光色素により抗原の局在を観察できるようになり，形態と機能の同時観察が顕微鏡下で限定されたわずかな方面で可能となった．しかし通常のホルマリン固定パラフィン切片に適用できず，また，良い抗体もなく，さらに特殊な蛍光顕微鏡も必要で抗原の観察は容易でなかった．近年，酵素抗体法が病理学の分野にも応用されるようになり，容易に抗原の局在を観察できるようになった．この方法は，通常のホルマリン固定パラフィン切片に適用可能で，良い抗体さえあれば染色結果は信用できる．コマーシャルベースで良いという抗体が競って作成され，抗体選びが極めて重要な作業となっている．AFP に対する抗体も，最初兎で作ったポリクローナルなものであったが，近年はマウスで作成されたモノクローナル抗体が染色に用いられ信頼度が高くなってきている．このような状況下で AFP に関する染色は全てマウスで作られたモノクローナル抗体を用い，PAP または ABC 法で行い対照を厳密にとり，疑わしいときは追試，再試を十分行なった．染色は全て一定の条件下で著者自身が行なった．しかしこの酵素抗体法にも問題がないわけではない．慎重な検討の結果，陰性の結果が得られた場合，そこに目的とする抗原がないとは必ずしもいい切れない．固定，抗体選択及び染色法など，なお解決すべき問題点が残る．これらの改良により陽性とな

る可能性が残る．したがって，AFP については患者血中の AFP の測定，免疫電気泳動法によるレクチン結合性と型判別などを参考にし，組織の染色結果と対比させて検討した．AFP は作られた場所からスムーズに血中へ移行すると考えられている．また，手術時に新鮮材料が入手できればその AFP の含有量や凍結切片による染色をも行なった．このように形態のみに片よらず機能面を知ろうとする研究をも併用した．形態と機能を同時に眼下に観察できる簡便で確かな方法の発見される日の早からんことを念願する．

　終りに本書の発刊に当って種々御指導と御援助を賜わった先生方に深甚なる謝意を捧げます．

　　国立福山病院名誉院長　　　平林光司先生
　　京都大学医学部教授　　　　塩田浩平先生
　　滋賀医科大学助教授　　　　石黒達也先生
　　岡山大学医学部名誉教授　　（故）浜崎幸雄先生
　　帝京大学医学部教授　　　　（故）瀬戸輝一先生
　　佐賀大学農学部教授　　　　岡本　悟先生
　　京都大学霊長類研究所　　　毛利俊雄先生
　　東海大学海洋学部教授　　　田中　彰先生
　　倉敷成人病センター院長　　吉岡　保先生

　研究材料を提供して下さった全国の国公立大学，私立大学の産婦人科，外科，泌尿器科，脳外科，病理科の先生方及び全国の国公立病院，私立病院の同じ科の先生方に深謝いたします．

　最後に，発刊に際し色々と御高配を頂いた杏林書院社長，太田博氏に心より御礼を申し上げます．

著者略歴
1937年　岡山県倉敷市玉島に生まれる
1956年　岡山県立倉敷青陵高校卒
1963年　岡山大学医学部卒
1968年　岡山大学大学院卒
　〃　　岡山大学助手
1969年　〃　　講師
1970年　国立福山病院出向（研究検査科部長）*
1997年　倉敷成人病センター医科学研究所病理部学術顧問就任
　　　　現在にいたる
現住所　岡山市湊659-10

*日本住血吸虫症（片山病）の研究で第12回塩田賞授賞
　広島大学非常勤講師

ヒト卵黄嚢―卵黄嚢腫瘍とその周辺―
定価（本体3,500円＋税）

2000年12月1日　第1版第1刷発行　　　　　検印省略

発行者・岡　本　　司
販　売・株式会社 杏林書院
東京都文京区湯島4-2-1　〒113-0034
TEL (03)3811-4887(代)
FAX (03)3811-9148

ISBN4-7644-0053-7 C3047　　印　刷・三報社印刷株式会社
Printed in Japan　　　　　　　製　本・坂本製本所

Ⓡ＜日本複写権センター委託出版物＞
本書(誌)の無断複写は，著作権法上での例外を除き，禁じられています．本書(誌)からの複写は，日本複写権センター(03-3401-2382)の許諾を得てください．